臨床ノートの
余白に

発達支援と高次脳リハビリテーション

本田慎一郎・菊谷浩至　著

協同医書出版社

まえがき

本田慎一郎

　本書は、リハビリテーションの現場で起こっている様々なことを可能な限り言葉であらわし、その意味をどこまでも探ろうとした対話をテーマにした臨床の本です。

　リハビリテーションに関わる「私」や「あなた」にとって、患者(利用者)さんと対話することは大事。自明のことですね。でも自明だからといって、うまくいくとは限りません。

　そもそも言葉で対話できない場合はどうしたらいいのか。相手の心のあり様を言葉以外で知るにはどうしたらいいのか。悩みます。勿論、言葉以外の眼差し、表情、振る舞い、声を意味のあるものとして捉え対話を試みます。でもその行為は本当によかったのかと自問自答します。

　言葉と言葉で対話ができたとしても、悩みます。言葉として語られた内容(世界)について「はいそうですか」と容易に理解できないことがたくさんあるからです。その場合、何度もやり取りを重ねて、その都度、意味の捉えなおしをしていきます。それでもわからないことがあります。さらには治療的な意味のある「言葉」って何って考えた瞬間、言葉がでなくなることもあります。これまた悩みます。そこで、また自問自答を繰り返します。このように臨床における対話は、むしろ、うまくいかないことのほうが多いかもしれません。

　そこで本書は対話をテーマにした臨床の具体例として重度な発達障害を抱えたお子さんと高次脳機能障害を呈した片麻痺の方の対話のありのままを表現してみました。そして私と同様に「対話」の重要性を理解している詩人の方と共に作り上げました。

　対話は簡単ではないという意味の、もがきと苦しみの格闘の姿は、随所に見て取れます。そして、その格闘の先に、明るい未来に想いを馳せる姿も。本書には、対話することが楽しみになる、そんな期待も込められています。

　またリハビリテーションの臨床において、患者(利用者)さんと対峙した中で

起こった出来事は、今の時代、電子カルテの導入などで定型化された項目に沿って、かつ限られた枠内に書く（タイプする）ということも少なくないと思います。ということは臨床的には非常に重要だと感じたり、閃いたりした事柄はたくさんあるのに、そこには記載できない（書き留められない）ことのほうがむしろ多かったりする。だからこそ、決められた項目内のみの記載（書き込み）や従来の決められた視点と基準に入りきらない臨床での出来事というのは、いったいどういうことなのかを形にするというのが本書の試みでもあります。つまり、リハカルテの所定項目の限られた枠の中ではなく、欄外に書き込むしかないが、実はとっても臨床上大事なこと。その場所は「余白」であり、本書のタイトルの1つの意味をなしています。

　大事だという思いは「余白」にでも書き記しておかないと、次第に存在そのものがなかったことになりかねません。だから「余白」は、あっても、なくてもいいという類のものではない。むしろ特記事項としての意味ある言葉を自由に記することのできる空間として捉えてみてほしい。

　そうしながら、本書を読み進めて欲しい。

　そうすると、「あなた」という臨床ノートにも「余白」があり、書き留めたいイメージが湧いてくるはずです。そうなれば後は、自分の心に、声に従っていけば「言葉」となり、もっと臨床が、対話が好きになるはずです。

目　次

第1部

重度発達障害の臨床へ

注記：文中の表現方法について

本書では臨床における思考の循環を、自分のなかに「問い」をもつことから始めることのできる「自問自答」の繰り返しであるととらえています。自分のなかに「問い」という出発点がなければ、その答えを探すこともできません。何かを見つけるためには、まずそれにふさわしい問いかけ方を探さなければなりません。そしてその答えの良し悪しは、おそらく最初の問いの良し悪しに強く関わるのでしょう。ですからいつも自分の問い方が良いのか悪いのかを疑う必要もあるのでしょう。

臨床は常にこうした気力が必要な自問自答の繰り返しであるというのが本書の立場です。

文中に出てくる「シン」は、著者（本田）が自分自身への問いかけ（自問）を表現するために使っている符号です。そして文章をゴシック表記している箇所は、その問いかけを契機にして始まり、進んでいく自分の思考（自答）を表現しています。

言葉にならない世界を言葉へ（重度発達障害編）

君の手は動くのに、君は食べるときに手を使おうとしないね。
どうして？
君にとって、自分の手はどういう存在なの？
僕のこの手とは違うの？
僕の思っているような手じゃないの？
どうして、そんなに自分の手をいつもしゃぶるの？
どうして、そんなに自分の指を噛み込むの？

僕はいつも、君に聞こえない心の声で問いかけたんだ。

何度か君に言葉でも、どうしてって、尋ねたね。
言葉で返すことはできない君は、じっとこちらを見つめ返してくれたね。

聞きたいことはたくさん、たくさんあるんだよ。
君も言いたいこと、伝えたいことたくさんあるんだよね。

僕は君から言葉で帰ってこないから、発した言葉がないから、
本気で知ろうとしていなかったかもしれないね。

僕が生きている世界
君が生きている世界
同じ世界なのだろうか？

言葉にできる世界と言葉にできない世界。

違うとしたら何がどう違うんだろうね。

2

知りたい。

君の世界の成りたち…
言葉として語られなくても…

君は君自身の身体で世界を感じているんだよね。
そしてその身体で僕らに語っているんだよね。
きっと。

だとしたら、そこから始めなきゃいけないね。
ようやくそれに気づいたんだ。
遅くなってごめんね。

言葉に乗った僕の声は、君に届いてるね。
きっと。

■僕のモードが切り替わる契機

　ある日を境にして、僕は変わり始めたんだ。
　　それはどういうこと？
　僕は今、主に重度な発達障害をもった子どもたちが学校終了後に通う放課後等デイサービス（以下、デイ）に身を置いているんだけどね、子どもたちに対して、少しでも発達（回復）を促進させる支援ってなんだろう。そしてその支援には、まず子どもたちが、どのように世界（僕や物）をとらえているのか、経験しているのかを知らないといけないと。そう強く思う自分に変わり始めたんだ。
　　でもそのような考え方って、子どもたちだけに限ったことではないよね。
　　それに世界のとらえ方って？
　そう。今までも、そのように考えてきたんだけど、改めてもっと真剣に思ったということなんだ。たとえば、ある障害によって、言葉を話せる、話せないという誰が見ても外からわかるような現象だけではなく、子どもたち一人一人が、どのように物事を見ているか、聴こえているか、触れているか、匂っているか、味

3

わっているかということについて、子どもたち自身が自らの身体（からだ）を介した情報を基に世界をどのようにとらえてるのだろうかと？

　　　つまり、身体を介した情報を基に自らの脳でどのように世界がつくりあげられ、映し出されている（表象化されている）のだろうかと、改めて考え始めたということだね。

　そう。脳の発達が未成熟、または成長の途中で脳が傷を負う病気に見舞われることによって、いわゆる外の世界の感じとりは、まったく健常な状態とは変わってしまう、あるいは病前とは異なる形に変わってしまっているだろうから。その感じとったうえにつくりあげられた内的世界はどのようなものかと改めて考えたんだ。

　　　その考えは、動物にはそれぞれの特有（固有）の世界があるという考え[1]を発展させ、定型発達した子どもと、非定型の発達をしている子どもとを比較した場合、あるいは同じ一人の子ども（人間）であっても脳の損傷を呈する病前と病後では、世界の感じとりは大きく異なっているという視点となることだね。

　そう。ある意味この考えを原点としないといけない、出発点に戻らないといけないと思ったんだ。医療の臨床現場から離れて福祉の現場に入った直後には、その思いはあったんだけど、いつの間にか現状にいろいろ理由づけして、そのことを頭の片隅に追いやって、深く考えないようになっていたんだ。

　　　そうなんだ。それはつまり、重度な発達障害をもった子どもたちの生きている世界を知ろうとしながら、関わり続けることが十分にできていなかったという反省だね。その契機って？

　きっかけはデイを利用してくれている子どものお母さんの何気ない、こんな投げかけだったんだ。

　お母さん「本当、この子は手を使おうとしないんですよ。何ででしょうね？
　　　　　　何とかならないですかね？」

　…なんででしょうね？………考えてみます

　　お母さんからの問いかけには2つのことが含まれているね。

4

そう思うよ。「何ででしょうね？」という問いかけは、手を使おうとしなくなった原因、臨床的表現で言えば病態、つまりどうしてそうなってしまったか納得のいく説明が欲しいという家族の思いだと思う。

「何とかならないですかね？」というお母さんの記述は、誰でもいいから、訓練や関わりによって再び手を使えるように変えてくれませんかね？という切なる願いの意味が含まれていたと思うね。

実はお母さんの、このエピソードに類似したことは、今まで何度か送迎のときに聞いていたと思う。でも、そのときには、僕に響かなかったんだ。なぜだかはわからない。でも、この投げかけから数日たって、次の支援後の送迎時には、僕はお母さんにこう言ったんだ。

「今まではお茶（水分）を、どうやったら、飲んでもらえるかについて試行錯誤していたのですが、これからは、なぜ手を使おうとしないのか、常に考えながら関わらせてもらいますね。それから、どのようにすれば、彼女が手を使おうという気持ちになるのか、という視点で関わらせてもらいますね」

お母さん「お願いします」

…とこのようなやりとりだったと記憶しているよ。

シンの返答は、リハビリテーションの視点に立ったうえで、彼女が手を使わないようになった背景、つまり患者さんであれば病態、彼女であれば、その現象を生み出している特性（障害像）に関する解釈、これがまずひとつだね。それから、直接的な支援では、いわゆる発達的な訓練の要素を織り交ぜながら彼女と関わるということを語ったんだね。

そう。今までの僕の直接的支援は、とにかく彼女には偏食があって、特に飲み物としてのお茶は、すごく苦手だったんだ。だから入浴後の水分をどのようにすれば摂取させることができるか？ってことを最優先に考えていただけなんだ。

具体的にはどういうこと？

うん、医療機関に所属していたときには摂食・嚥下障害のある片麻痺患者さんの治療に一部関わっていたんだ。当時の介入は、味覚や嗅覚、口腔内の体性感覚（舌触り、歯ごたえ、物の大きさや形、硬さなど）に問題を抱えた患者さんが多かった

んだけど、主に口腔内の体性感覚に着目してアプローチしていたんだ。でも同様のことは、なかなか彼女にはできなかった。そこでお茶じゃなくて、違う飲み物（味覚、嗅覚）だったらどうかとか、何か食べ物と一緒だったらどうかとか、あるいは、それを避けようという身体の動きには一定のパターンがあるように思えたので、その動きをこちらが先回りした形をとったり、最後には多少強引でも結果的に飲ませるという技術的な方法論のことばかりだったんだ。

　　なるほど。そのような方法から、違う方向へ一気に支援内容がシフトしたの？

　そんなにすぐに支援内容はシフトできないよ。僕の意識が少し変わったことで、彼女に対する観察しようという眼差しがまず変わったんだ。

　　どう変わったか。その眼差しから見えてきたことを少しずつ、順を追って話して。

　そうだね。その前に、重度な発達障害をもった子どもたちは自分の経験を言語で記述することはできない。少なくとも当デイの利用者ではひとりもいない。

　重度な発達障害の子どもたちが、どのような内的世界を創り出しているのかについて、当事者が書いた書物はない。当然だよね。重度な手足の運動麻痺があって明確にさし示すことはできない。それに知的な障害や言語的な表出の問題を基本的に抱えている子どもたちだからね。

　　じゃあ、語ることができない重度の発達障害をもった子どもたちから、彼らの生きている世界のことを知る、そんなことできるの？

　そうだね。できると断言はできない。でも子どもたちは言葉を発することはできない代わりに身体のあらゆる部分を介して、眼差し、表情、振る舞いという形で表現している。これは僕らに発信しているサインの意味があると思うんだ。それは意味のあるものとしてね。

　　なるほど、それはヴィゴツキーという発達心理学者の言う文化的発達の３段階[2]に繋がることだね。特に第２段階の記号に相当する部分をリハビリテーションの視点に置き換えてみたっていうこと（後で実際の支援と重ね合わせた図式は提示してもらおう）？

　そう。言語に頼ることができない場合あるいは言語化に至る手前には、共通の意味として記号があるとみなして考えるんだ。

　デイの子どもたちの例で言うと、まず瞬き。こちらの問いに対して肯定的な意

味や受け入れる意思を示すときに瞬きをしてくれる。逆に否定的な意味や、受け入れを拒む意味のときは、瞬きをしばらくしないとかで表現してくれるんだ。常にそれがうまくできるわけではないけどね。

　同じ意味だけど、違う形の眼差しもある。眼差しをこちらに向けている状態から、その眼差しを外すことで拒む（いいえ、嫌です。違いますの意思）とか。

　表情と振る舞いでは、肯定的な場面では笑顔。加えて、何とか動く手足の一部をゆっくりあげたり。逆の場合は、凄い形相でこちらをにらみ返す。さらには、普段動かない四肢が情動的な連鎖からか、身体を大きく伸ばし、そしてよじらせてその意思を示すなど。

　このように身体は、言葉の代わりにさまざまな記号を発し、それは意味を発していることに他ならないって思うんだ。

　　　なるほどね。たとえば重度な言語障害のある患者さんの場合も、記述することは困難だよね。

　そうだね。当たり前のようにセラピストは、言葉をかけつつ、身振り手振りという記号も併用して関わっているね。それに患者さん自身もポインティングという指でさし示す行為や頷きや首振りという振る舞いで表現するね。それさえ困難であれば、身体をのけぞって拒否や、そうではないよという意思を表す振る舞いをみせる。いろいろあるよね。だから、重度な発達障害をもった子どもたちも同様だと思う。

　それに、こちら側がある身振り手振りを活用し、患者さんにある反応を期待することも、よくある臨床風景だと思う。この点も同様の構造のように思うよ。

　つまり、僕（支援者）がある意図をもち、ある関わりを（子どもたちに）することは、そこには少なからず予測を立てて関わり、その反応から自分の立てた仮説とすり合わせながら前に進む（結果との照合）でしょ。

　子どもたちも、少なからず、ある期待をもち、それにこちら側が応えると、嬉しい表情で返す。反対に期待に応えてくれないと子どもたちが判断した場合、がっかりするような、不満を示す表情で返し、ときには全身でその不満を表し、興奮気味になることだってある。

　　　確かに重度な発達障害のある子どもたちの場合であっても、そう見ていくと、どのような経験をしているか、どのように世界（物事）を感じているかは言語を介して知ることはできないけど、記号としての眼差し、瞬き、

　　表情、その他の身体表現としての振る舞いを介して、こちらに発している
　　意味を類推していくことはある程度できそうだね。それに子どもたちなり
　　の期待（予測）とその結果が期待通りか否かで反応も確かに違うね。

　そう、とりかかりとしてそれでいいし、というよりそこから始めるしかないよ
ね。

　　じゃあ、具体的な例を紹介してくれるかな？

　うん。今回はうちのデイに来ている、ある女の子の話をするね。

　　わかった。シンが変わり始めたきっかけとなった話の彼女？

■彼女は難治性のてんかんを抱えて生きている

　そう。観察の話の前に、彼女を知るために最低限必要な医学的情報もあるか
ら、先にそこから話し始めるね。

　彼女は現在13歳。乳幼児期に難治てんかん脳症っていう診断名がついたんだ。
そして7歳のときに急性脳症になってしまうんだ。

　　重度な発達障害をもつ子どもたちの経緯は実にさまざまなんだよね。

　そう。彼女の場合、生後3～4か月ごろにさまざまなけいれんをひきこす発作が
出現して、乳児重症ミオクロニーてんかん児として治療開始となったと彼女のお
母さんから聞いて知ったんだ。それから彼女は、ドラベ症候群という指定難病に
該当するようなんだ。

　　調べてみたよ。このドラベ症候群は、1歳未満に発症し、全身強直間代発
　　作や半身性間代発作を繰り返し、発熱誘発けいれん、けいれん重積を伴い
　　やすい、薬物治療に抵抗性を示すという特徴をもつんだね。それからてん
　　かん発作以外には、1歳を過ぎると知的な障害や運動の不器用さ、多動、
　　衝動性、集中力不足などの障害を伴うことが少なくないんだね。

　そうなんだ。

　　彼女のてんかん発作について、もう少し教えてよ。

　発作は時間帯に関係なく生じるんだ。家でも学校でも、デイでも送迎中でもお
きるときにはおきるんだ。頻度や大きさについては、当然服薬の種類や量によっ
ても変動するし、ストレス、体調、気圧の変化なども影響を与えているようで、
学校とデイで数回～10回弱、ゼロの日もあるんだ。

　僕が彼女と出会ってから、もう2年以上になるけど、デイ中の発作のほとんどは、突如意識を失うんだ。

　本当に、突然ガクンと。全身崩れ落ちるように倒れてしまう。そんな彼女に声かけしながら、あっ！目がしっかりあった。意識が戻ってきたという、いわゆる生理的な覚醒、意識の清明度と言ってもいいかな。それは数秒から30秒以内のものもあるけど、ここ数か月は1分程度あるいはそれ以上というのが多いんだ。

　突然って怖いね、当然本人もだけど…

　そう。だから、これから少しずつ話していくけど、発作に対する対処はもちろんだけど、発作をおこしている本人にとって、それはどんな経験となっているのか、想像するだけで怖くなったよ。

　突然意識を失うって…意識が戻ったときに、記憶が途切れるというか、何がおきたのかわからない状態というか、空白の時間みたいなものを、断続的かつ継続的に受ける経験を彼女はずっとしているということだと思うから。

　それから、てんかん発作に加えて1歳頃に知的な障害の指摘も受けたようなんだ。またその後、年を重ねるごとに、少しずつ自傷行為がではじめたってお母さんが言ってたよ。

　具体的にはどんな自傷行為？

　その当時は顔面の額部を床に叩きつけることが多かったって。

　今は？

　今は目立った自傷行為とみられる行動はないよ。でも急性脳症後に顕著になったのは、指しゃぶりと指噛みなんだ。この指しゃぶりや指噛み中に発作がおきると、指を怪我するリスクがあるんだ。当デイ中でおきたことではないけど、過去に指しゃぶりの最中に発作がおきて、結果的に表皮剥離、そして出血したことがあったんだ。だから、当デイでは、家族と相談し、専用の手袋を装着することになったんだ。

　専用の手袋って？

　その手袋はね、基本スキューバダイビングやシュノーケリング用なんだ。それまでは軍手のような素材のものを指にはめたり、調理用のミトンなどいろいろ家族は試みてきたんだ。

　でも、指しゃぶりや指噛みがストレスによって頻繁になると、皮膚はふやけて白くなり、そして腫れて大変な指になっていることも少なくないんだ。

　そこで、当デイでは、家族に手袋を紹介し、その後つけていただける方向になったんだ。

　この手袋の選択をした理由はね、1つ目に彼女が指を噛んでも、その衝撃は素材が吸収してくれるので、仮に発作で強い噛み込みが生じても表皮剥離するリスクがないということ。2つ目に唾液が手袋に染み込み、指がふやけたり、不衛生になりにくいということ。3つ目に5本指であり、床からの起居動作などで、各指が分離していて機能性が高いこと。これらの理由から、そうしたんだ。

　その彼女の手や指についてもう少し…知りたい。

　うん。お母さんはこう記述してくれたんだ。

　お母さん「この子は、いろいろな物を手で掴み口にもっていくということは、生後からあまりなかったと思います。だから周囲の子どもを育てている母親（友達）から羨ましがられました。だってなんでも口にもっていくと誤嚥、窒息という危険があるでしょ。でもこの子にはそれがないし、その配慮をしなくて済むから。でも一度だけビー玉を飲み込みかけるということはありました」

　今の話（エピソード）は何歳頃のことですか？

　お母さん「確か3～4歳頃のことだったと思います。それからもう少し大きくなった頃、好きになった物があって、ぬいぐるみなど数種だったと思います。その頃、そのぬいぐるみは、いつでも手のなかに握っておきたい、掴んでいたいという気持ちのように、肌身離さず両手で握っていました」

　この話からすると、その頃、手は使っていたということだね。

　そうなんだ。でも彼女は、7歳のときに急性脳症になってしまったんだ。ある日の夜、熱が下がらず、けいれんも繰り返し止まらない、意識もはっきりしないという事態が生じたんだ。そこで家族はやむを得ず夜間、病院へ駆け込んで入院したと、お母さんが教えてくれた。

　この脳症の中核症状は、ある程度以上の持続時間と重症度をもった意識障

害（昏迷ないし昏睡）のことで、また同時に、発症の誘因としての感染症（多くは有熱性）の存在が前提とされるようだね[3]。それに、小児の急性脳症は生命を脅かす疾患で死に至る場合や神経学的に後遺症を残す可能性[4]も言われているんだね。

そうなんだ。彼女の場合、罹患後（病気にかかった）数日間は、ほぼ寝たきり状態となったんだけど、その後、意識も徐々にはっきりしてきたようだよ。それから経過として入院中、ベッド上で次第に多動的な行動が見られるようになったらしいんだ。そこで身体も少しずつ回復してきたと家族が感じた頃、医学的な治療の必要性が高くなければ退院させたいと要望を出したんだって。要望は条件つきで受け入れられ約2か月で退院し、自宅での療養生活となったんだ。また医療機関からの書類をお母さんから見せてもらったんだけど、そこには、運動障害に加えて知的な障害も重度化したという内容が書かれてあったよ。

そうなんだ。それは大変な事態がおこったんだね。今の彼女そのものとしての特性、特徴について少しずつ教えて。

彼女そのもの…つまり彼女の彼女たる像についてだね。基本的に立ったり、座ったりは可能だから自宅ではフリーで動いているよ。もちろん、転倒後の怪我対策として、床面や壁などはクッション性のあるマットを二重に敷くなど工夫されているけどね。それから自宅以外では発作がいつおこるかわからないから、車いす上で過ごす時間もあるんだ。なおかつ、安全のための固定ベルトも装着しているんだ。だから、それが外してもらえそうになると（それがわかると）、自ら動きたいという表情と四肢を一気にバタバタと動かす振る舞いを見せるんだ。そして彼女は自由になると周囲を見渡し好きな対象者のほうへ歩き接触を求めていくんだ。

好きな対象者に向かうってどうしてそう言えるの？

それはね、複数、人がいても、そのなかで彼女なりの選択をして、彼女の強い眼差しは選択した人にしっかり向けられ、確かにそこへ向かっていくんだ。重度に発達の障害がある子どものなかには、目に飛び込んできた対象が何であれ、手に届くものは手を出す。あるいは人よりもむしろ物に対して果敢に向かって掴もうとする子どももいるからね。

なるほど。その差は明確なんだね。彼女は物ではなく、人なんだね。

そう。でも人との身体的な接触が達成できないときは、諦めた行動化のように

急に床にしゃがみ込む、そしてうずくまる動きを見せるんだ。このときの姿勢は両方の前腕と額を床につけ、指をしゃぶっていることも少なくないよ。それから、うずくまっているなと思ったら、再度立ち上がり好きな対象に向かって歩くことも多いんだ（調子の悪い日は、あまり歩こうとはせず、しゃがんだ姿勢で接触を求めることが多いけど）。

　それから彼女は平地であれば、動揺性はあるけど転倒せず歩くことはできるよ。でもね、さっきも言ったけど突然の意識消失（脱力）発作があるから、デイ中は腋窩支持での歩行が基本なんだ。それから歩行中でも指をしゃぶっていることが多いよ。

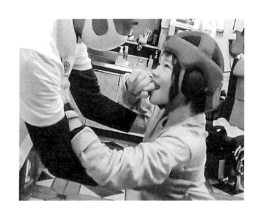

　基本動けるということはわかったけど、急性脳症後の身体の状態って、片麻痺患者の、いわゆる痙性のような著明な筋緊張の異常（望まぬ形で関節が曲がってしまう強い筋の収縮）はあるの？
　急性脳症全般の話はわからない。彼女に限って言えば、左右の手足に著明なものはないよ。ただし筋の緊張状態はどちらかと言えば若干緩い（低い）ね。
　なるほどね。じゃあ、次に、どのようなときに彼女は自発的に腕や手を使うの？
　たとえば、床に座り込んだ場合、重心が前（後ろ）のときは、両腕を前に（後ろ）もっていって、手掌面を床にしっかりつける。つまり身体を支持する目的で自然に使っているよ。
　そうなんだ。じゃあ、体全体としての左右差はあるの？

あるよ。脊柱（背骨）は右に凸方向に著明な側弯になっていて、これは対称性が崩れる原因のひとつとして筋緊張（緩さ）の左右差の結果と見ているよ。

そうなんだね。歩き方はどうなの？

歩き方は、軽度の右片麻痺患者さんに近い感じの足の使い方だね。それにおそらく、歩容の際の重心の位置と関係していると思うけど、足底の皮膚の状態は特徴的なんだ。両足の前足部の母指球周囲（足の裏の親指の付け根より後ろで隆起している部分）のみ皮膚の色が白く、また硬く、厚みがある感じなんだ。そしてその範囲は左足のほうが広いんだ。

なるほど。特徴的だね。じゃあ、手や指の左右差はどうなっているの？

指しゃぶりは、左右どちらの指でもあるよ。それにしゃぶる範囲は指先のときもあるし、指の付け根までのときもあるんだ。

確か指の噛みこみは、彼女がストレスを強く感じたときに生じるって言ってたけど、特にどの指がって、あるのかな？

右示指が著明だね。それからどのようなときに手や腕を使うかだけど、退屈のとき（眠たいとき）は、両手で目周囲をこすったり、身体の前で両手を合わせたり、指を絡ませたりする行為があるし、僕（支援者）に身体的接触を求めるときは、彼女の手は僕（相手）の首に向かうリーチングが認められるんだ。そしてその後、手を首にひっかけ引き寄せる道具として使うんだ（される側としては、それはとても強い引き寄せと感じるんだ。

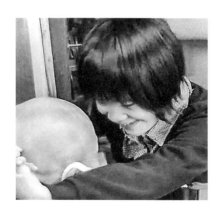

へえ、そういうときも手は動くんだね。ひっかける道具って興味深い。

そう。興味深い。興味深いと言えばすごく気になったことがあったんだ。

　　教えて。

　まずはね、タオルテストという検査があるんだけど、この検査をデイのなかでやらせてもらったことが何度かあるんだ。

　　調べてみたよ。ハンカチテストって、生後6、7か月頃の検診時におこなう検査のひとつだね。赤ちゃんをあお向けに寝かせ、顔に厚手のハンカチをかけ、それを手で取り除くことができるかどうかをみる検査のことだね。定型発達であれば、即座に手で取り除くことができるんだったね。だけど、仮にタオルを手で取るのに時間がかかったり、反応しない場合は、精神発達の遅れ（知的な障害）あるいは運動障害を疑うというのが診断的な見立てということのようだね。

　そう。この検査の背景には、おそらく見えていた世界を遮る邪魔なものは取り除くという行動化は、知的発達に基づくもので、教えなくてもできるものと考えられているということだと思うよ。

　　でもどうして、その検査をデイでおこなってみようと？　そしてどうなったの？」

　彼女が手を使うというのは限定的な感じがあって、人ではない対象物を掴むなどの場面はデイではまったく見られないんだ。だから否応なしにという状況になると、彼女は、手を使うだろうかと。彼女にとって見えていた世界が見えなくなれば、見たいという欲求が勝れば、手を動かすのではないか？そう思ったんだ。

　　結果どうだったの？

　驚いたよ。結果は、何度やっても、手で振り払う行為の出現はないんだ。つまり、タオルをかけられたまま何もしようしないんだ。

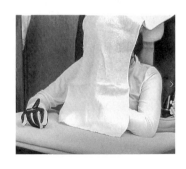

　そしてちょっとした時間が過ぎた頃、一瞬、両手を大きく広げてタオルを取るかのような腕の動きをしたんだ。

　でも違ったんだ。

　その広げた両腕は振り上げただけだった。

　次の振る舞いとしては、首と体全体を左右に大きく揺さぶるんだ。あたかも、その動きで取り去ろうとするかのように。

　でも駄目だったんだ。

　　えっ？驚きだね。で…どうしたの？

　そう。驚いた。その直後、目は開いているのかどうか気になって、そのタオルをとったんだ。とるときは瞬時にね。そしたら、その瞬間には、目はあいていたよ（その直前までは目を閉じていたかどうかはわからないけど）。

　そして何度か同じことをさせてもらっても結果は同じだった。

　だから、彼女の左肩をポンポンって軽くたたいてみた。でも反応はなかった。

　だから、彼女の名前を呼んだみた。そしたらね、こちらを振り向いたんだ。

　でもタオルがあるから彼女から僕の姿は見えない。

　それでもタオルへ手は伸びないんだ。

　そこで、設定を変えてみたんだ。

　僕は場所を移動し正面からも声をかけたよ。

　そしたら、うなだれた顔をあげるんだ。でもそれでもやっぱり手は動かない。

　　まず、何っ？て振り向いたってことは、少なからず聴覚的な呼びかけに対して正確な首の動きは方向づけられていたということだね。そして、うなだれた頭を正面に上げるという振る舞いは正確ってことだね。

　そう。それから、何？って、こちらの声かけに反応したと見なすことができるんだけど、見ていた世界はある意味消えたわけだけど、その対処は手としてはない。でも顔をその方向へ向けるということができているんだから、言葉の代わりの振る舞いだし、直接的な目からの情報がなくても、頭のなかで僕が目の前に浮かんでいた（視覚表象化できていた）とも言える。そう思ったんだ。

　　そうだね。その可能性はあるね。

　そう。それから、デイでは入浴後に水分補給として家族が用意してくれているお茶などを介助して飲んでもらうんだけど、この飲み物を彼女が拒むときには、眼前に差し出されたものを振り払おうという腕の使い方をするんだ。

腕で「やめて！飲みたくない」って言ってるような振る舞いなんだ。

このようなときは不思議と右腕優位に出ることが多い。

とはいえ、それはあくまで腕の動きであって、手で押しのけよう、払いのけようという振る舞いにはならない。

えっ？これも驚くね。でも明らかに自分の意思表示ができるってことは素晴らしいことだね。

そう思うよ。それから驚きの連続はまだまだあるよ。それはね、彼女の首、口、舌がどう動くのかについて観察したときの話。そのときの驚きは、彼女の口角を指で軽く触れると（左、中）、彼女は頸部を回旋させて指を口に取り込もうとする（右）、いわゆる探索反射様の動きが明らかに出現したことなんだ。

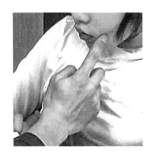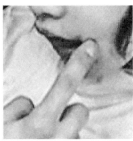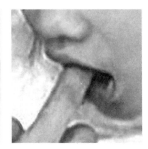

探索反射って、口唇周囲に触れたものを口のなかに入れようとする原始反射で、生得的な生理的欲求を満たすために本人の意識とは無関係で、おのずと生じるもののことだね。定型発達ではおよそ生後4～6か月ごろには消失するものと一般的には言われているね。

そう。それから定型発達の乳児の探索反射は満腹感があると出現しにくいという話もあるんだ。それに生理的欲求を満たす状態は、情動的には快の状態にあると思うんだけど、このような満たされた状態のとき探索反射は出現しにくいとも言われているみたい。

デイで彼女に会う時間は、午後から夕方までだから、少し空腹だったりとか関係ない？

それはわからない。ただ長期休みなどを含め午前、午後そして夕方も、その現象はあるから、それ以外の理由も検討しないとね。

なるほど。その探索反射様の反応は、右でも左でもどちらでも、それから

人の指じゃなくてもおきる？

そう、どちらでもおきるし、物でもおきたよ。

でも、そもそもどうして探索反射様の動きがあるってわかったの？　予備的な検査として、ルーチン的にみたの？

ルーチンではないよ、今まで食事の介助などをしていたときに、おかずとか口の周囲につくことがあってね。それを僕が指でとろうとしたんだ。そのようなときに、あれ！？なんか口周囲に指が触れると、指を口に取り込もうとする動きが出るなって思っていたんだ。だから。それにこの探索反射様の現象は、定期的に僕以外の作業療法士の先生に来てもらっているんだけど、その先生がおこなっても同じ結果だった。

なるほどね。検査する日にち、時間帯、人を変えても探索反射様の現象が観察された。間違いないようだね。

そう。それから彼女は、食べ物が口に近づくと、指しゃぶりをやめ腕をおろし、開口することが多いんだ。食べ物が彼女のちょうど正面で、かつ口に入るよっていう直線的な軌道に入り彼女の口唇から15〜20cm程度（顔面周囲）となると、自然に口を開けるという運動が出現するんだ。興味深いのは、口は開けてくれることではなくて、眼差しの対象は食べ物ではなく、僕の目であり続けることが多いことなんだ。

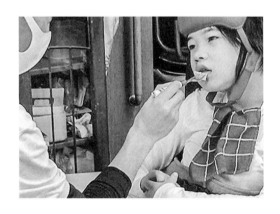

それに僕が介助する食べ物をあえて、すぐ口に運ばず、眼前で止めて焦らすような設定の場合、頭頸部を伸展するリーチング（口で食べるために顔を突き出してく

る振る舞い）を見せるんだ。

腕や手の代わりに顔を近づけて食べようという戦略…

そう。腕や手の代わりに。それでも届かないと彼女が判断した場合、頭頸部のリーチングをしなくなるんだ。

でも、それって確実に自分で認知的な判断に基づいてその行為に差をつけているってことだね。

そうなんだ。それにね。そのとき、もういいよ！欲しいのに…と諦めたかのように、こちらをじっと見つめるんだ。なんで、いじわるするの？ちょうだいよっ！て言っているような眼差しかもしれないけど。

このことをデイの送迎時にお母さんに伝えると、思い出したことがあったようで、こう話してくれたんだ。

お母さん「家でも夕飯のときに、パパが食事をしていると、近寄ってきて、
　　　　チョーダイ的な意味で、口を開け、表現よくないけどイヌ食いのよ
　　　　うなことするんですよ（頭頸部のリーチングと開口動作があったり、
　　　　テーブルにある食事の皿のほうへ顔を近づけていく行為）。でも本当、手
　　　　で取ろうとはしないです」

そうなんですね。デイでも家でもあるんですね…。

それからデイではお茶だけではなかなか飲んでくれない。だからデイの時間は、ひとつの工夫として彼女が好きな食べ物（薄く、輪切りにしたウィンナー）を少し提供しつつ、お茶を飲んでもらうスタイルをとっているんだ（不思議とお弁当のときに、ご飯やおかずの合間であれば拒む傾向は極端に減るのに…）。

それから、薄く、輪切りにしたウィンナーをフォークに刺し、それを口に近づけた場合と、大スプーンに掬ったお茶を飲んでもらうために近づけたときでは、唇の形や口の開ける度合に差はないんだ。

つまり目で見た対象の大きさ、形などの情報を基に、それに合わせた口周
辺の運動の変化はあまりおきないということだね。それは右片麻痺患者さ
んのなかにも類似した症状（口部顔面失行様症状）あったね[5]**。**

そう。その症例さんは、ある意味彼女とは対照的で、すべての食べ物を手掴み

で食べる。食具は使おうとしないという特徴があったんだけどね。どちらの場合も、目でとらえた食べ物の情報に合わせ口の形や開き具合を調整することができない。どんな食べものでも口は変化しないという意味では、類似した特徴だね。

　　そうなんだ。彼女は手を使おうとしない。その症例はすべて手を使い、食具を使おうとしない…興味深いね。

　そう。それから彼女の左の親指と人差し指のちょうど付け根にフォークの柄を押しつけるように誘導すると、なんと！！！　把持して口に運ぶ行為ができたんだ。とはいえ、それは一瞬で、すぐ柄を離してしまい、続かなかった。

　　でも今後、食具を把持しうる可能性をみたってことが大きいね。

　そう。あとはね、食べ物を口に近づけられた際に、今彼女が座っている距離感で届かない場合、結果的に体を動かすのではなくて、いわゆる努力性の頭頸部を伸展するリーチングをするってことはさっき言ったね。実はこのとき、左上肢に力が入り、肘が少し曲がっていくことがわずかだけどあるんだ。これは結構な頻度で。

　　それは本来不必要な筋群に力が過剰に入ってしまって結果的に目的に必要のない関節運動が生じてしまうという…いわゆる放散反応様の現象ということだね。でもどうして、その反応が気になったの？

　そう。どうして気になったかについてはね、急性脳症によって、利き手であった右手は左手の使用よりも明らかに使用頻度が限られ、かつ、介助しているときであっても柄をもたせようとしても、まったく握ろうとしない。でも、かろうじて左手は何とかする。

　このような現象をいったん右片麻痺様の現象としてみることはできないかって感じたんだ。

　　なるほど、そういう見方は、できるね。じゃあ、食べ物については？

　食べものに関する彼女の履歴書と言っていいかな。これもお母さんからこう聞いたよ。

　お母さん「この子は１歳頃までは哺乳瓶でミルクを飲みましたし、その後の離乳食もしばらくは食べることはできていました。でも徐々に拒み始めたんです。

　　　　　　覚えているのは、２歳頃から（急性脳症前に）好んだ食べ物は、フラ

イドポテト、チキンナゲットが中心でした。この子はポテトで成長したようなものですよ（笑）。後は、なぜか覚えていませんけど、納豆とチーズを混ぜてレンジで加熱したものも食べましたし、スパゲッティーも食べました。でも、流行のようなもので続かず（1か月程度）で、またポテトに戻りました」

食べていたというのは自分で、それともお母さんの介助で？

お母さん「自分で食べていました」

自分でって、手を使ってですか？

お母さん「そうです。あっ、確か…自分の手で食べていた頃の動画ありますよ。お見せしますか？」

ぜひお願いします。

そこに映っていたのは右手でフォークをもち、スパゲッティーを食べている彼女だった（左）。そして次には、いったん右手で把持していたフォークを置いて、目の前にあるスマホの操作を右手の示指でやっている姿（中）。そしてさらにその後には左手でスマホを把持し、口のなかに入りきらなかったスパゲッティーを右手の指で口のなかへ押しこむ彼女がいたことなんだ（右）。

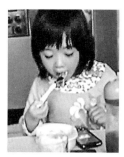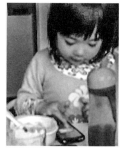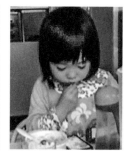

自宅で食事をしている場面（5歳頃の彼女）

　驚愕！！！

　そう驚愕。この驚愕の意味は、2つあるんだ。重度な発達障害をもった彼女は、以前は手を確かに当たり前に自然に使っていて、それも両手で。○○しながらという同時並列的な動作をしていたという事実。そして、今はそれがまったくできなくなっているという事実。

　本当に驚きの連続だね。

　そう。それから彼女のお母さんは、もうひとつの映像も提供してくれたんだ。医療機関で遊具にまたいでブランコをしている同じ5歳頃の動画。そこには、お父さんと楽しい顔で遊んでいる彼女の姿があったんだ。ブランコはかなり左右に揺れていて、自分自身で落ちないように前方にあるロープを両手でしっかり把持している彼女の姿が残されていたんだ。

　えっ？　ということは、これらの2つの動画で明らかになったのは、日常の場面で、手は使っていたんだね。じゃあ、急性脳症後に明らかに手を使わなくなった。つまりそういうことだね。

　そうなんだ。別のある日の送迎時にお母さんから、さらにこう言われたんだ。

お母さん「○○（医療機関）のリハビリの場面を私が撮影した、ごく最近の動画
　　　　　ですけど、これも見てもらえます？」

もちろんです。（映っていたのは、座っている彼女と前方には担当のリハビリの先生）

お母さん「この子が好きな音楽が鳴るおもちゃを先生（セラピスト）がこの子の
　　　　　（両膝の直上で手のすぐ）前に差し出すんですが、この子は、手を一切
　　　　　オモチャに出そうとしないんです。先生（セラピスト）が手を使わせ
　　　　　ようと誘導するんですけど、この子は手を使わず（お辞儀をするよう
　　　　　な姿勢を取り）口で押しにいくんですよ」

本当ですね。口でおもちゃを押そうとしてますね。

お母さん「もうひとつあるんです。同じ場所のリハビリ場面ですけど、遊具に
　　　　　またがり前後に揺らされているんです。このときも上半身は後ろに

もっていかれるような状態になっているのにまったく手を使おうとしないんです」

本当ですね（手は膝の上に乗ったままで、まったく動きませんね）。

…というやりとりだったんだ。

凄いね。またもや驚愕だね。

そうなんだ。それから、話を食べることに戻すけど、食事には一定の興味を示していると言えるね。目で見て、近づいてきたら開口するし。これは受け入れるよという振る舞いと解釈できるし、直後には咀嚼・嚥下運動も生じるんだ。逆に嫌なものは、口に入れても舌で出そうとするし、その手前で気づけば、口を固く結び、顔を背け、体をねじり避けようとするからね。デイでは入浴後のウィンナーとお茶ではそれが一番わかりやすい。

それは明確な言葉に劣らないそれぞれが意味のある振る舞いだね。

そうなんだ。

ところで、人以外でどのような対象に興味・関心があるか、好きか。どんな対象に随意的な運動が誘発されるかについてはどうなの。

まず外界の物にはほとんど興味を示さない。特に子どもたちが玩具などに興味をもって、とりあえず掴んでみる、というようなことはまずないんだ。それから子ども用の動画も興味をほとんど示さないんだ。重度の発達障害をもつ子どもであっても、子ども用の番組やアニメなどは比較的興味を示す子は多いし、絵本が好きな子もいるけど、それがほとんどないんだ。それから最も関心を示すのは人だって言ったけど、もしかしたら、それ以上に自分の指には興味・関心があると言えるね。

どういうことかというと左片麻痺患者さんのなかには自分の左手（足）を無視する（まったく、存在しないかのように振る舞う）ということがたびたびあるんだ。これは自分の身体に意識（関心）が向かないとも言えるからね。

それから、彼女にとって、ストレス時には指を噛んだり、指を頻繁にしゃぶる。一方対象が物であれば、自発的に掴むことや、口に入れるなどの探索行為はデイではない。このように比較すると確実に意識（関心）を向けている対象としての指になっていると思うんだ。

　なるほど。そういう見方もできるね。彼女の振る舞いのほとんどが意味づけされた記号だとやはり思えるね。

　そうだと思うよ。

　じゃあ次は、どのように彼女がさまざまな対象を見ているか（視覚）について知りたいね。

　見ること（視覚）についてね。注視（じっとみる）に関しては外界の物に対して乏しいと思う。それに対して食事やおやつの時間では、お盆の上にある食べ物を注視したり、それを追視すること（目で追うこと）はよく認められるよ。

　それは、食べさせてくれるのかな…とか、何かな？とかそういう予期や探索的要素が含まれているということ？

　そうだね。そう思う。それから人に対する興味・関心はあるから、注視に続いて追視はあるし、こちらがそれに気づいて、こちらにも目を合わせると、注視し続けるということも多くみられるから、その意味で見る能力はしっかりしていると思う。

　何かこちらが目を合わせようとしても、すぐそれが途切れてしまう子どもや、そもそも見つめ合っていると感じにくい子どももいるから、そういう意味で彼女はしっかりしているって言ってるんだね。

　そう。それからね、彼女にとって、他者と目が合ったと（おそらく）認識した場合、好きな人であれば、その人へ近づく傾向が強く、こちらが目をそらしたり、最初から僕が目を合わせないようにしていると近づく傾向はきわめて少ないよ。

　ということは好き、嫌いという認知的判断を含め、人の違いを見出しているという点（差異）と、目をそらされたということは、自分が望んでも取り合ってくれないという諦めにつながる認知的判断をしていることが考えられるね。これって過去の記憶の想起に伴う、行動の結果を予測する能力はあるということだね。

　そう思うよ。だから凄いな、彼女。そんなことができるなんてって思うね。

　じゃあ、聴くことについては？

　聴くこと（聴覚）については、まずは、ざわざわするなかでも名前を呼ばれると振り向くことはできるよ。だから自分には自分の名前があるという繋がりはあると思うよ。

　その一方で驚愕反射は乏しいんだ。たとえばデイで他の子どもが発作によって

急に大声をあげても、一瞬振り返ってみるけど、表情がほとんど変わらないし、何もなかったように振る舞うことが多いんだ。僕はいつも、不意打ちを食らう感じで、ビクッとして表情もこわばるのに。

**　それって聴覚的な知覚の閾値…感度の問題が考えられるね。じゃあ次は身体を介して触れること（体性感覚）に関してはどうなのかな？**

そうだね。触れることに関しては見極めるのは困難だけど、腕を曲げたとか、どのくらい伸びたとかいう感覚（上肢の運動覚）はおそらく問題ないかなと観察的には言えるかな。たとえば、さっきデイのなかでタオルテストをしてみたって言ったね。そのときに前が見えなくなる（遮蔽化の）状態のなか、しばらくすると彼女は右手を素早く、そして正確にタオルがかぶさっている状態で口へもっていくところを見たからそう言えるね。ただし指の触・圧覚の閾値が高いかどうかはわかりにくいんだけど、おそらく右手の感覚（知覚の変容）が鈍くなっている、あるいは変な違和感があるんじゃないかと疑っているんだ。

**　なぜ、そう思ったの？　どんな観察から？**

まずは5歳児のときのスパゲッティーを食べる彼女の映像には、フォークを把持しスパゲッティーを口にもっていけてたし、口からはみ出てしまったスパゲッティーを右手で口のなかに押し入れる自然な姿があったね。この振る舞いは僕らとそれほど変わらない腕と手の感じ方と動き方ができていると言っていい。

その一方で急性脳症後の今の彼女は、右手は能動的に対象物をまったく触ろうとはしない。そして左手より明らかに右手の指しゃぶりの頻度が多く（これは利き手だった要素もあるかもしれないけど）、かつストレスがかかり指を噛み込むとき、左より明らかに強く噛み込むこと。それから僕が直接食べ物を掴ませようとしたり、あるいは食具を右手に握らせようとすると、すごく嫌そうなんだ。何かを拒むときに現れる、腕全体で払いのけるような振る舞いや身体を左へ崩して避けるような振る舞いが伴うんだ。

これらを考えてみると、急性脳症の後遺症として、右手を左手よりも強く噛み込むのは、痛みも含めて知覚の鈍さが関与している可能性があると思うんだ。だからこそ左より強く噛むのではないかとみることができるんじゃないかと。

**　なるほどね。その可能性はあるね。じゃあ今度は食べ物とかはどう感じているの？**

食べ物についての感じ（味覚・嗅覚および口腔内体性感覚）だけど、基本的に偏食が著明であることから、それぞれの感覚の種類モダリティーの感度と美味しい（風味を含め）につながるような複数の感覚情報の統合は、僕らと明らかな違いがあると言えるね。

食べると言えば、彼女が好きな食べ物ってなんだっけ？

現時点で続いている食べることができる種類は、かなり広がってきているとは思うけど。フィレオフィッシュバーガー、フライドポテトが大好きで、その他、唐揚げや肉系全般は好きだと思う。卵焼きなどや味つけした野菜も今は食べられる。魚肉ソーセージはデイでも試したけど、今ひとつ。ちくわはダメだった。主食である米は食べられる（軟飯）。だから長期休み中のデイでお弁当を食べさせる際は、今言ったような、おかずとご飯を一緒に食べることはできるね。飲みものは、基本お茶などは嫌がるけど、お弁当の合間だと抵抗が少ない。飲み物はコンソメスープやみそ汁などの塩けのあるものだとスムーズになるんだ。このほか、とろみなどはつけなくも嚥下はむせずに可能なんだ。それにね、嫌なものが口に入ると舌を使って出すことできることから、彼女にとっての好き、嫌いの認識は口腔内の感覚を介して成立しているし、それに合わせた口腔内器官の運動性も有しているかな。

でもここまで来るにはすごく長い道のりだったようだよ。お母さんに尋ねたことがあったんだ。急性脳症後の彼女が、口から食べられるようになるまでのことについて、こう言ってたよ。

お母さん「退院しても、しばらくの間は鼻注（鼻から胃へつなぐ管を入れ栄養をとる状態）が続きました。そして、最終的に家で口から食べられるようになるまでには何年もかかりました」

えっ？ちょっと待ってください。何年も？？？

お母さん「そうです。リハビリでお楽しみ程度のものはありましたが、実際に家で私たちが（娘に）食べさせるようになるまでは退院してから年単位の時間がかかりました」

すいません。知りませんでした。正直驚きました。

お母さん「いいえ。それに（急性脳症後の娘は）家で食事が目の前にあっても、ちょーだいっていう顔をするけど、両手を（お腹の前あたりで）絡ませる感じで。モジモジしているような感じあるでしょ。今でも…そういう感じがあるだけで。（あの頃から）自分の手を（食べ物に向かって）出そうとは一切しませんでした。ですから、食べると言ってもすべて私たちが食べさせていました。それから、手を使わせようと（娘の）手に触れると（払いのけるような振る舞いで）、手を引いて嫌がる感じでダメでした。特に右手は…利き手は右でしたからね。だから（本田さんに）頼まれるまで、食事の際は、（食具を）もたせて食べさせてみるというようなことはあれ以来しませんでした」

やはり、嫌がる感じあったんですね。

お母さん「はい。特に右手が、今でこそ、少しはマシですけど…最初の頃（急性脳症後からしばらく）は、特にそれがひどくて、本当に私が手をこう擦ったりしようとしても、嫌がって…」

そうなんですね…

お母さん「はい」

長い道のりって、どういう意味かわかったよ。
そうなんだ。今、いろいろ食べることができる背景には、親子で歩んできた長い道のりがあるんだ。
そのとおりだね。これでだいたい各感覚器官を介して彼女が感じているであろう世界についてはわかってきたね。じゃあ次に気になるのは、その感じているであろう世界を創り出すための時間や空間（それとかこことか）をつなぎとめている注意という働きはどうなの？
特に食事においては、食べ物を適宜見るという20分程度の時間は、しっかりと

した注意力は続くよ。食べるときに支援者の顔、特に目を注視することはできるし、食べ物を追視することもできるしね。でも少し気になるのは、さっきも少し触れたけど、口のなかに入る過程で僕（支援者）の目を見つめている状態から、フォークに刺さっている食べ物へ注意は移行（転換）しないことがほとんどということなんだ。

　　　興味・関心がある対象であれば注意の持続性はあるってことだね。それから、彼女の視線がシンから食べ物へ移行しないことに関しては、経験的に介助者が開けた口に確実にいつも食べ物を入れてくれてきたということが強く影響しているのか、それとも何に注意を向ければ、確実に口のなかに食べ物が入るかということに対する意識の希薄さからなのかな。

　前者の経験はベースに絶対あるだろうね。基本介助する側があえて、外すということはしないから。とはいえ、何に注意を向けることがよりよいかという選択に関わる機会の提供は今までの経験ではほぼないかもしれないね。ゆえに注意を切り替えていくということは当然おこらないとも言えるし…

　それからフォークの柄を仮にいったん把持しても、口に運ぶ途中で手離してしまうことはたびたびあるから注意の観点で言えば、急性脳症後、注意という力を適切に分配することが難しいとも言える。

　　　確かに。5歳頃の映像で彼女はスマホを見ながら、右手でスパゲッティーを食べたり、左手でスマホを操作しながらもフォークは把持し続けている、という高度なことをやってのけていたもんね。

　そうだね。あとはお茶のような飲み物は、拒みたいという意図が現れ、両手を広げ、身体をねじり倒すという行動化が生じると、手で把持していたフォークは容易に手から離れ落ちてしまうね。この点はさっきの注意の分配性と関係があると思う。

　　　つまり、できないという事実の裏には、対象の特性に合わせて適度な力で触れ続けている（触覚・運動性と力感）という行為の成立要素に注意の分配性という働きが必要ってことだね。でも、そもそも食具をもち続ける必要性に関する自覚はあるの？ってということも見逃せないね。それから…ほかの注意機能については？

　うん。そうだね。それから対面下で視覚的な共同注意は、わずかな時間だけど可能と言えるね。

なるほどね。じゃあ右半球損傷の片麻痺患者さんに見られるような左右の空間の偏りはどう？

そういう空間の左右差は認められないよ。

彼女のコミュニケーション手段とその反応などについては？

言葉についてだけど、スパゲッティーを食べている動画（5歳頃の彼女）に関連してお母さんに質問したことがあってね、お母さんのことをカッカ、ごはんのことをマンマ、ポテトのことポテ…など単語レベルの数種は発語でき、また簡単な呼びかけ、指示には応じられたと聞くことができたんだ。

確かにね。5歳頃の食事の動画でも、お母さんが彼女に対して、○○ちゃん、スパゲッティー食べなさいと手を止めてスマホを見ていた彼女へ投げかけられていたね。その言葉に対して、彼女は適切に反応していたね。

そう。今の話は5歳頃の理解面と表出面だけど。現在の彼女のデイ中に確認できている自発的な声は、あー、んまーんまーんまの数種程度なんだ。この発する声が支援者に対して、具体的に何かを求めているのかはわかってあげられていない。それから記号レベルのものとして、眼差し、表情、振る舞いについてはさっき言ったとおりだよ。

付け加えることとしては、ストレスが強くかかったときは、右示指の噛み込みと左手を頭部の頬から耳あたりへ運ぶ。そして高い声でんーっ、んーっ言うんだ。それと同等に近いのが、両手を頭上へ振り上げ、強くたたきおろす腕の動きなんだ。このときも加えて、いわゆるキーッ！という声を出したりする。中等度から軽度の場合は両腕または右腕のみで腕を顔より上にあげる。軽度の場合は、右手のみのことが多く、手を軽くあげる程度で発声は伴わない。常にそうだとは限らないけどデイで見る分にはその傾向が強いという感じで僕は見ているね。

それから、他者と身体的接触が叶ったときや、関わりで嬉しいと本人が感じたであろうときには、笑顔でしっかりと自己の感情を表出することができるよ。

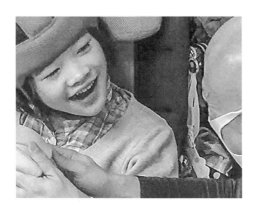

　それからフリーで動いている状態から、そろそろ帰るなどの理由で再度車いす
に戻ってもらうような場面では、こちらを見つめ、表情が…なんでもう？って不
服そうな表情と目で訴えている感じなんだ。この場面では他のスタッフが思わ
ず、同じことを言っていたよ。

　　**なるほどね。本当に眼差しや表情で彼女の思いが出ているね。じゃあ、ど
　　のように自分と関わった人や物事について記憶しているか、あるいは学ん
　　でいるかについては？**

　興味を示す対象（人や食べ物）の差異は学習されていると思う。さっきも言った
けど、好きか嫌いかによって、振る舞いは明確だから彼女にとって過去の快・不
快の情動的な経験が、次の経験の場にはいかされていると思う。とはいえ今後の
課題となりそうな点は、食べるという行為のなかで、手を使ってうまくいったと
見える経験のなかに情動的な快が含まれていても、次にまた手を使おうとする
か、あるいは手の巧みさに繋がっていくか…今のところ見えない。

　　じゃあ、今までのことを整理しながらまとめてみようか？

　ちょっと待って。実は彼女について、今説明してきた多くが含まれた資料を家
族さんに見てもらったことがあったんだ。それを見てくれたうえで、お父さんか
らも今後の参考にしてもらいたいと、情報提供として文書（紙面）をいただいた
んだ。彼女のお父さんは、僕が作った資料の形式にそって書いてくれたんだ。そ
れを見てからにしてもらえる？（内容を抜粋）。

　お父さん「興味・関心について。（娘は）脳症前は人・物（人形とスマホ）、音楽、

青いものに興味・関心がありました。急性脳症後は、人と食べ物です。

私が手首にはめているブレスレットに触れるときはあり、そのとき
は撫でる、触わるを繰り返しますが、そのときの手は左手です。

右手でも触るときがあったので、ブレスレットを手渡すのですが、
積極的な動きは見られませんでした。口にもっていく手は右手なの
に。

音楽については、脳症前に耳にしていた音楽を聴いて過去の記憶を
思い出すような顔をして笑うことがあります。

このとき、スマホなどで以前のように動画を見せているのですが、
(スマホからの)音は聴いているようですが、画面を追うようなこと
はありません。触れようともしません。

食べ物についてですが、急性脳症後では、ある程度口から食べ物が
食べられるようになった当初は味覚がはっきりと感じられていな
かったと思います。回復の過程で好みではないものもわかってきた
ようで、舌で口外へ押し出すことが可能になってきたようです。塩
けのある食べ物が好きなのですが、これは脳症前も同じです。

私への対応についてですが、脳症前では妹が生まれてからは、今ま
でのように抱っこしてもらえないと遠慮していたようです。でも、
脳症後は私を見つけては抱っこをせがみます。でも何か用事をして
いたら、今はやめておこうと手を伸ばさないこともあります。目が
合うとOKと認識して手を伸ばしてきます。

目について。脳症前は、目頭を押さえるシーンがありました。脳症
直後は、目の焦点が合わず、そのときの検査でも見えていませんで
した。現在は歩行中に目の前に障害物があると、しっかりよけま
す。1～2年前のことですが、足元に横線が(ふすまなど)あると、
段差があるかのような感覚で足を前に出せないというときが多かっ
たのですが、今は問題ありません。

スマホというモノについてですが、(急性脳症前は)スマホではアプ
リゲームをしていましたが、今は興味を示しません。

発作について。脳症前は前兆を認識していることが多く、近くに私

がいると、怖がって抱きついてきました。脳症直後は、脳波は穏やかだったのですが、身体機能の回復するなかで発作も多くなってきました。

現在の発作は、前兆があるとわかる機会が少なくはなりました。ただあまり寝つけないことがおおく、寝てはまたおきてを繰り返すこともあります。このようなときは、興奮するような発作をしているケースがあると思っています。

身体の動きについて、脳症前は、膝から地につくという行動はなかったのですが、現在の家ではよくあります。布団がそこにあるのか、マットを敷いているのか、クッションがあるのかを認識していると思います。屋外のグラウンドなどではそのような行動はないので。

言葉について、脳症前は、保育所に行く前は、絵本をみて、果物や野菜の名前ははっきり言えていた。重積する発作が何度かあってから、言葉は単発になっていきました。出る言葉は単語レベルでした。また、うまく伝えられないという場面のとき、イライラした反応として頭を床にぶつけるという行動をしていたように思います。

脳症後の言葉についてですが、「あー、あー」「マン、マン、マン（最近）」はあります。

なるほど。お母さんからの記述とお父さんからの記述。両方とも貴重な情報だね。シンがデイで見てきた彼女の表情と振る舞い、そして自宅での実際の様子とその観察。これらの情報をまとめてみるね。

まず、彼女の特徴は、人（他者と自分の指）には興味・関心を示し、物であれば唯一食べ物には興味・関心を示すということ。

そして、最大の特徴は、指をしゃぶる、噛むためには手を口に運ぶが、手を使って食べ物を口には運ばないという点だね。そして手を使わない代わりに、頭頸部のリーチングで食べ物を口に入れようとする、あるいは口で物を押そうとするなどの操作もしようとするということだね。

ただ手を使おうという意図の引き金は、手に触れるか、手に触れそうだという目からの予測情報ということだね。このいずれかの情報によって、彼女は腕と手の運動が喚起されるということだね。

　食べることについては、明確に好き嫌いの判断をしてその意思を示すことができる。それは視覚的なレベルで拒否することもできるし（肉系とお茶の差）、口にいったん入っても嫌と思えば口外へ出せる口腔内器官の機能をもっているということだね。その一方で気になるのは探索反射様が著明ということだね。

　腕、手に関して言えば、著明な運動麻痺はないから、多くの目的に合わせた使い方はできているけど、対象物を取る、掴むという目的でリーチングや把持は出現しない。そして視覚が遮られても、その問題を解決しようと手が使われることはないということだね。

　注意という機能に関しては興味関心がある視覚的な対象であれば注視、追視ができるね。その一方で僕らが思う、今はこっちじゃなくて、そっちだよっていうときの注意の転換や、こっちにも気持ちを向けつつ、そっちもねという分配には難しい面があるんだね。もっと言うと、今のこの状況であれば、これだよっていう選択性も難しいということだね。

　記憶（学習）については、情動的な好き、嫌いにつながる聴覚的、視覚的、味覚的な経験は記憶し、それを次に生かす行動はとれるようだね。その一方で目的や状況にあった運動のスキルを向上させるために記憶が生かされたり、学んでいくことは難しいようだね。

　対人的な交流や、それに伴う感情については、喜怒哀楽の表出は声や表情、振る舞いで表現できるということだね。全体的にはこんな感じかな。

　そうだね。ここまでが観察から得た彼女の全体像としての表層レベル、あるいは一部だと思うんだ。これまで伝えてきたように、観察された多くは、驚きの連続で、なぜ？どうして？という疑問がたくさん生まれた。これらをできる限り深く考えないと彼女の中核へはたどりつかないんだ。

　そうだね。驚きから、次は疑問に思った事柄を言葉におこし、それをひとつの問題として提起し、自分なりに情報収集し、解釈しながら、仮説を立てる作業が必要そうだね。

　そうなんだ。問題を提起するってことは、彼女のことを、まだまだ知れない段階に僕はいながら…自分自身に問いかけることでもあるんだ。だから、整理してくれたことの一つひとつで未解決なものを少しでも、こうなのではないかと考え（問題を提起に対する仮説）、だとしたら、こんなことをしたら、それを確かめられ

るのではないか（支援を介して仮説を検証する作業）と探りながら前に進むプロセスが欠かせないと思うんだ。

　そうしないと、彼女に対して、食べるときに手を使うようになっていくためにどのような支援をするかにぜんぜんたどりつけない気がするんだ。

　もっと彼女の核心に迫っていくためにね。たとえね、直接的な支援を介して、変化をおこせることではない事柄のように思えてもどこでどう繋がってくるかわからないことも多いので。…わからないことは、わからないままにしておけない。

■彼女の振る舞いがなぜ生じたのか、表層から深層へ

　　その考え方は、まさに医療現場であれば、臨床思考そのもので、治療には欠かせない認識論的視点ということになるんだね。

　そうだね。じゃあ、整理してくれた内容からひとつずつ、いくね。まずは探索反射様の現象が生じるのはなぜか？　これが問題提起としての1つ目なんだ。僕はね、彼女の探索反射様の現象は神経学的には陽性です（正常から外れている）と鑑別診断的に終わりにしてはいけないと強く思ったんだ。

　　どういうこと？

　まず僕らは医師ではないから、考える。リハビリテーションの視点で、本来、現象としては消失するはずのものが、しない。ではそれは、彼女にとって何か意味があるのではないか、と考えてみることなんだ。

　単に脳の未成熟さゆえに、あるいは器質的な脳のダメージによって残存していると終わらせず、もう一歩進んで、探索反射様の残存の本質は、情動的に満たされない状態が少なからず、しかし、常にあり、それをもっとも自分自身で満たすことができるのが、口腔内（体性感覚）空間なのではないか？　口腔周囲へ触れてくる対象を取り込むことによって、情動的に満たそうとしている彼女にとって、とても意味のある反応なのではないか？　そしてそれは指をしゃぶることで問題を解決しようとしているのはないか？ってね。つまり彼女なりの情動制御（不安、怖さ、不快が沸きおこったときの対処）の方法ということだと思うんだ。

　　なるほど、でもだとして、なぜそれは口のなか（口腔内体性感覚空間）なのかな？

　確かにそうだね。まずこう考えてみた。定型発達の乳幼児であれば、手に取っ

たものを口で探索し、世界を知っていく。そして次第に探索する部位は口から手へ移行していくという過程があると思うんだ。彼女の5歳頃の映像を見る限りにおいて、世界との関わり（探索行為）は、口から手へ移行していたと言えるね。

　でも、急性脳症後は再び探索器官としての手は発達していなくって（とり戻せていなくって）、情動制御の対象として優先されている段階で停滞していると言えるのではないか。それから、異なる視点で言うと情動の制御の方法は、自分自身の身体部位のいずれかの接触で対処するという自己刺激的な方法、物を叩いたり、ひっぱったりなどの対象物を操作するという対処方法、他者へ抱きつくなどの身体と身体との接触による対処方法などがあると思うんだ。今話したなかで彼女は自己刺激的な対処として指しゃぶりを選択したということになるのではないかと。

**　　なるほど情動的な制御の発達という点で、彼女なりの対処を身につけているとみることはできるね。程度が過剰かどうかは横におくと。ではなぜ、情動的に満たされない状態があるんだろうね。**

　なぜ、情動的に満たされない状態にあるかについては、まずは彼女の生い立ちというか、生後からどんな経験をしているか、考えたんだ。

　浮かんできたのが、てんかん発作なんだ。このてんかん発作を反復的・継続的におこしている彼女の経験と関係があるんじゃないかと、調べてみたんだ。そしたらね、気になることを見つけたんだ。てんかん発作と直接関連した精神症状[6]についてだけど、発作の前には、大発作の前のイライラ。発作症状自体としては、記憶に関しては既視感など。感情に関しては不安、恐怖、抑うつなど。知覚としては錯覚、幻覚など。その他としては夢様状態など、それから発作後では、もうろう状態などがあった。それから、側頭葉てんかん児の具体的な前兆症状に関する記述[7]についても見つけたんだ。まずは胸のなかがもやもやするような前胸部違和感、高熱でうなされたとき、怖い夢を見るような恐怖感、口のなかがしびれたり、舌の違和感のような口腔内の違和感、物が二重に見えたり、小さく見るような視覚の問題、自分の声が遠くに聞こえたり、周囲の声が聞こえなくなったりするような聴覚の問題、いつも見慣れているところなのに知らないところのように感じる記憶の問題、それから四肢が動かない、しびれるというような身体の違和感の問題などがあった。このほか、突然自分が現在どんな環境にいるのか、ぼんやりすると同時にあるいはその直後に夢のなかにいるような感情が体験

言葉にならない世界を言葉へ（重度発達障害編）

されるという記述や身体を介して感じられていたものが消えるような記述[7]もあったんだ。

　　てんかん発作に伴う精神症状や意識の状態が情動的に満たされない状態をつくりだし、その対処方法として指しゃぶりや指を噛むという振る舞いが出てきたと考えてみたんだね。

　そうなんだ。それからね、発作による身体に関する意識状態としてね…

　「右手に変な感じがする」…という記述の報告[8]もあったんだ。これはね、飛躍していると言われると思うけど、そのとき、ピーン！ときた過去の経験[9]があるんだ。それは脳梗塞による左片麻痺の患者さんだけど、左手の治療の過程で、興味深い記述をしているんだ。その記述は、彼女の発症前の様子を母が記述してくれたエピソードと非常に類似しているって…それがピーンときたことなんだ。その患者さんはね、こう記述したんだ。

　「（脳梗塞後には、ティッシュを左手で）握っていると（私には）手があるって感じがするねん」

　「握ることで、私の腕があるわっていう安心感？」

　「そう、（握ってないと）不安やねん」

　この症例の手のなかで触れ続けるという行為がリアリティを与えていると同時に心理的安定感をもったという記述とその当時解釈したんだけど…同様にね、今回の彼女も好きになった対象物は（ぬいぐるみ）、いつでも手のなかに握っておきたい、掴んでいたいという気持ちのように、肌身離さず両手で握っていることが多かったって、彼女のお母さんは、わが子に対する観察から記述しているんだ。どう思う？

　　でも、それって、急性脳症前の彼女の行為のことだし、手の探索行為ができているからこそ、ぬいぐるみを握っていたんだね。

　そう。確かにね。急性脳症前の彼女は、手の探索行為ができていたからこそ、不安なときなどは手を使うことができたし、親のもとへ行くこともできた。でも急性脳症後の彼女の行動として、すぐに親のもとへ行ける状態ではなかったし、手はそうではない。だから手で対象物を強く握りしめることができない代わりとして、指がその対象となった。そうは考えられない？

　　どうかな。それから、さっきのシンの脳梗塞による右手に関する記述とてんかん発作の意識状態に関する記述の右手に関するものは同じように並列

35

的に考えるのはどうなんだろう？

　疾患や発症の仕方が同じか、どうかという視点で言ってるわけではないんだ。重要な点は、脳機能が不全となったか、機能の障害が生じたかはさておき、それは結果として立ちあがった意識の変容、意識の異常性を表す記述や振る舞いなのではないかっていうことに焦点化したんだ。

　彼女からは、一切てんかん発作前後に関する意識経験や、急性脳症後の自己身体に関する経験を言葉で聞くことはできない。でもね、だからといって彼女が怖くて不安な意識経験はしていないとは誰にも断言できないんだ。

　語れないことと経験していないことはまったく別の次元の話だと思うよ。

　だからそれを知った瞬間、愕然としたというか、ショックを受けて、心からごめんねって、今までごめんねって思ったんだ。

どういうこと？

　今までね、僕は単に指をしゃぶったらだめでしょ。噛んだら痛いでしょとか言って口のなかにある彼女の指を出していた。僕は彼女の指と口の関係を無造作に、安易に引き裂いたようなものだったから。彼女がそんなしんどい世界にいたなんてって…想像力の欠如というか…。

なるほどね。でもあえて言うよ。いくつかの報告があるからと言って、彼女もそういう経験をしていたという保証はどこにもないよね。感情移入っていうか、共感っていうか、そう受け止めたい気持ちは理解できるけど。

　確かにそうだね。さっきのてんかん児の前兆症状に関する記述は、側頭葉てんかんの前兆症状についてだった。彼女のドラベ症候群というてんかんでは、脳の主にどこの部位から発生するかということすらはっきりされていないようなので、その点においては、確かに違うよね。

　ただね、発作に前兆の体験や発作前後の彼女の様子について、お母さんに尋ねてみたことがあるんだ。こう言っていたよ。

　お母さん「何歳の頃かって、正確に覚えていないけど、そう言われれば、小さいとき、何か空をみるような感じで急に目線が変わって…そう思っていたら、発作をおこしたりしたことがありました。それに、発作の前後でも怖かったような表情を見せて急に抱きついてくるということはありましたね」

なるほどね、彼女が記述できなくても、お母さんからの話では、報告にあったような症状はあったんだね。それにお父さんからも類似した内容の記述あったね。

そうだよ。それに注目すべきは、側頭葉てんかん児からの記述[5]は、内臓感覚的なもの、視覚的なもの、聴覚的なもの、身体の体性感覚的なもの、記憶に関するものと非常に多彩だということ。つまりてんかん発作の起点がどこであろうと、結果としては、非常に多彩な意識経験につながっているという点は特記すべきことなんじゃないかと強く思ったんだ。意識経験の記述内容は過去の臨床で出会った症例には病態の解釈と治療介入には非常に重要だったから[7]。

でも、結局、てんかん発作前後の意識内容を知ったとしても、僕らはてんかん発作そのものに直接アプローチできないでしょ。

確かにね。僕にはてんかん発作そのものを消すことはできないし、その立場にない。てんかん発作そのものは現在の医学において、消失させることはきわめて難しい。この難題は医師と家族が必死になり、薬物療法を中心になんとかしようと日々格闘している。

僕（支援者）ができるのは、てんかん発作を経験している彼女の生きている世界を理解しようとしつつ、関わることしかできない。

そして少しでも彼女が僕らと共にこの世界を感じとることができたり、楽しみを見出す手助けになったり、しんどさを和らげる関わりをしていこうとする試みしかできない。

彼女の指を噛む行為も仮に中核的な問題が、てんかん発作由来だったら、僕にはどうしようもない。そのとおりだね…でも、だからといって、そのことに目を背けるという、諦めるという思考にはなってはいけないと思う。

諦める思考ってどういうこと？

どういうことかと言うと、てんかん発作の出現は医学的な説明だけではなく、家族の記述も重要なヒントとなるという例で伝えるね。

てんかん発作をもつ障害児の家族からよく聞かれるのは、疲労、便秘、風邪という身体の不調時には発作が強まったり、その頻度が多くなるということを結構聞くんだ。

つまり、身体内で生じる不調は、てんかん発作が出現する可能性の閾値に影響を与えている可能性はゼロではないと思えてくるわけなんだ。

　このように考えると、直接的に本人の情動的な不快感を払拭することはできないけど、僕（支援者）は、発作誘発の二次的な因子とならない関わりをすべきで、もっと言うなら、逆の方向性の、つまり、誘発させない可能性を考慮した支援を（想定し）提供することができれば…となるんだ。

　誰だって疲労、便秘や風邪のときは、ちょっと気分が下がったり、意欲が上がりにくかったりするよね。嫌な出来事が重なったり、常に不快に感じる言葉を浴びせられると、意欲も下がる。これが続いたりすると、今度は消化器系などの不調にもつながることも僕らは経験しているね。つまり、心身の相関関係を考えてみると、考慮しなくていいとはならないと思うんだ。これに加え、彼女は急性脳症後の後遺症もあるし。

　　シンの今話したことが、知るという経験によって、彼女への関わりが変わり、関わりが変われば彼女の経験も変わるという諦めない思考へつながるということだね。

　そのとおり、僕の彼女（や、てんかん発作を抱える子どもたち）に対する姿勢は変わったんだ。指をしゃぶったり、噛んだりしている行為に対して、単に衛生的によくないとか、社会的に良くないとか、安全面でもよくないとか、いろいろもっともらしい理由で、その行為を制止させようとしてきたけど…そうではなくて、ギリギリのところで、彼女のその行為を認め、保障してあげられることはできないかと考えるようになったから。つまりこれが目には見えない彼女が抱えている世界に対する関わりに繋がると思うんだ。

　　なるほどね。その点はよくわかったよ。でも、まだ疑問は解決していないよ。てんかん発作は急性脳症前も今もあるよね。だから、なぜ指しゃぶりや指噛みをするか、そしてなぜ積極的に手を使わなくなったかということの答えにまだまだ近づいていないね。

　確かにそのとおりだね。急性脳症前後での彼女の変化を考えないとね…

　　まず手がかりとして急性脳症の後遺症ってどんな症状があるの？

　急性脳症には、病型や群として分けられていて、それぞれ症状についていろいろ書かれている論文[10~13]は、彼女の特徴とすり合わせるのに参考になったよ。そのなかでも特に急性脳症の後遺症の検討[13]に関するものがあって、知的障害、高次脳機能障害（注意障害や視覚認知障害など）はいずれの群でも高率に認められ、運動障害は比較的少ないって書かれていたよ。

なるほどね。彼女の特性（障害像）も同じなのかな？

知的な障害や高次脳機能障害については当てはまるとは思うけど…実は気になる点があるんだ。

何が…

実は、感覚障害に関しての報告は含まれていなかったんだ。でも彼女の観察からどうしても僕は感覚障害を含めた身体の意識変容があるような気がして…だからこの検討から僕は始めたい。いいかな？

報告になくても、彼女にあると思うんだったら、当然いいよ。

ありがとう。たとえばね、健常者であっても、ある出来事を経験したときに、その衝撃の強さゆえに、これは夢か現実か？と我を疑うというか、現実に生じたものか信じられないとき、それを確かめる手段として頬をつねる、叩くという行為をすることが経験的にあるよね。

この行為の結果として当然、痛みという知覚が生じれば現実だという認識に至る。なぜなら、自分がその行為をしようとした（予測）ことと実際の痛みという知覚が時間的にも、空間的にもズレなく生じるからね。言い換えると、自分自身の現実感って、今ここにいる（ある）って感じる、つまり自分っていう存在感につながる意識でもあると思うんだ。

同じように考えると、彼女の指しゃぶりや指噛み行為の意味は、てんかん発作に伴う情動制御に加え、自分自身の存在、とりわけ手にリアリティが乏しいがゆえに生じている現象なのではないかと考えたんだ。脳の損傷によって、感覚障害も生じた過去の症例から、さまざまな身体意識の異常性が確かめられてきたからね[9]。

でも彼女は自分の手の感覚のことを語ることはできないね。そこはどうやって知るの？

そうだね。観察から類推するしかないんだけど、彼女の左手は食具や食べ物が触れると運動が誘発されたね。だけど右手にはそれがおきない。そして左手より右手をより強く噛むという点。これらは急性脳症後、右手は左手より感じ方が鈍くなっているとみてとれる。ゆえに運動が誘発されにくく、噛む力が結果として左より強いのではないかって思っているんだ（皮膚へ接触された感じと自分で指を噛んだときの痛み）。実はこの点はお母さんとも話をしたことがあるんだけど、自宅で彼女の急性脳症後の様子をみていても、私もそう思うと言ってくれていた

よ。さらに付け加えると、手の感じ方が鈍くなると自分の手を自分の手として感
じる自分感（身体所有感）というのも低下（希薄化）することを身体意識の異常と
いう言葉でさっき言ったんだ。

　　なるほど。感じることが鈍ければ、うまくできないという結果の一側面に
　　ついての説明になるね。それから自分感の低下（希薄化）ということに加
　　えて、不快感の可能性もあるんじゃなかな？（他人から身体を）触れられる
　　と思うだけで痛みが出るっていう症例経験あったね[9]。

　確かに…自分の手で自分の身体部位を触れることはできているけど、彼女は、
他者が手に触れることには抵抗を示しているもんね。特にお母さんの記述では、
今はマシになってきたけど、前は（急性脳症後からしばらくの年月）嫌がって手を引
いたって言ってたもんね。付け加えるとね、人から触れられると、どんな感じに
なるか予測しにくいことは、結果的に彼女の不快感に繋がっているとみることも
できると思うんだ。

　　なるほど。感覚が鈍いがゆえに強く噛む可能性もあるし、嫌な感じも共存
　　しているがゆえに、それを打ち消すように噛むという可能性が見えてきた
　　ね。それに自分が自分に触れる、他人が自分の手に触れるなどの予測（心
　　の構え）との関係ね…ありそうだ。じゃあ次は彼女の運動麻痺について
　　はどうなっているのか教えて。

　うん。彼女の運動麻痺については、観察的には非常にあっても軽微だと思う。
だけど、手や指先に関しては明らかに脳症前とは違うよ。

　1つ目としては触発される状況になると腕は動く。だけど食具の柄の摘まみ
は、かろうじて側腹摘みとなり粗大な把持がやっとという状態なんだ。一方で右
手は触覚がトリガーとは今のところならないんだ。

　2つ目は努力性の頭・頸部のリーチングが観察されるときには、わずかだけど
左肘関節の屈曲様の動きがたびたびあり、これは先にも話したけど放散反応とも
解釈できる現象だよ。このような場面の頻度は少ないが、右側で生じることはほ
ぼ観察されないんだ。

　3つ目は物を摘まむときの指の構え（対立動作の構え）として母指が外へ開いて
いる状態（掌側外転）の頻度は左側が多く、その一方で右母指は内転肢位をとって
いることが多いんだ。

　4つ目は、怪我を予防するための手袋の装着の際、誰がその支援をしようとし

てもやりにくい側は常に右手であり、その最中、僕がよく感じることは、それぞれの手袋の指の空間に彼女の指を挿入しようとするときには、右手はふにゃふにゃで、なかなか難しく、まったく指が伸展しない感じなので、装着しにくいんだ。左手は、手袋の内側が手や指に擦れていく際に、なんとなく、合わせてくれる感じというか、適度な関節の伸びや緊張があるので、付けやすいんだ（皮膚を介して触れられていることを無意識的に感じとって、それに合わせてくれるような運動性があるような）。

　5つ目は、全体を通じて、他者からの促しがあるなかで意図性が発現し、運動が観察されることが多いのは左側の腕や手が優位という点なんだ。

　　　つまり、彼女の急性脳症後の身体の動きを見ていると、どちらかと言う「と、微細だとしても、右側が運動麻痺の要素、左側が非麻痺側様の振る舞いと見ることができるというんだね。特に親指と他の指を介した摘まむというような指の運動性は5歳頃の彼女の映像のときの振る舞いとはまったく異なるもんね。

　そう。特に手指の巧緻性低下が後遺症によって出現した可能性は左手も高いと思うよ。とはいえ手を伸ばせば取りたい対象を取れる空間（身体周辺空間）であっても、上肢のリーチングが出現しないのはなぜかという答えにはなっていない。

　　　それはそのとおり。彼女は上肢の挙上、指をしゃぶる、噛む、あるいは、床から立ち上がるときなどに手掌面で体重を支持する、支援者の身体を自分に引き寄せるために腕や手を首にひっかけたりするなどの運動機能はあるもんね。

　そう、今おこなった運動機能があると、僕らは手で食べ物を掴み、口に入れるという行為も、おのずとできると当たり前のように思っているね。

　　　そう思っているよ。

　でも彼女はそうではない。だから、このおのずと、という意味には人間をひとつのシステムと見なした場合、このシステムの作動は感覚運動経験に知的な要素が潜在的に関与しているのではないかと思えてならないんだ。

　　　つまり彼女の場合、さまざまな目的で腕や手を使うのに、食べるという目的のために手は適用されていかない。その原因を知的な要素にいったん帰結させてみるということ？

　そう。何か、目的性を超えた（ある目的には作動するが、別のある目的には作動し

ないということではなく）、おのずと手を使うというようになるための知的要素
が、その繋がりに関係しているのではないかと。特に急性脳症後は、さらに知的
な障害は重度化したという情報があったからね。それにデイで観察された、あの
ハンカチテストで陽性と思われる、手で取らないという結果も無関係ではない
と。だから僕は当たり前に動くこの手足のことを、今度はちょっと知的な面と道
具という観点で考えてみたんだ。

　　どういうこと？

　手は目的達成のための道具である、道具と見てみようと。そう考えると彼女の
手について、また何か見えるのではないかと考えたんだ。

　　　　道具と手の使用に関して言えば、右片麻痺患者の、何をすればよいかは理
　　　　解している、でもどのようにすればよいかがわからないという症状（失行
　　　　症のひとつのタイプ）のことがすぐ浮かぶけど…

　そうだね。彼女の5歳頃の映像と比較すると、今の彼女は明らかに食具をうま
く使えない、それは食具の把持の仕方や口への運ぶ様子からも、さっきの失行症
のひとつのタイプに似ているようにも思ったよ。ただね、手で食べ物を取ろうと
しないということの説明にはならないんだ。彼女は、好きな食べ物が目の前に
あっても、自分では取ろうとはしないから。だから今はね。物理的な道具ではな
くて、あくまで自分の身体部位を目的達成のための道具として考えてみたという
ことなんだ。

　　　　なるほど。ちなみに、彼女って利き手は右手だったね？

　そう、脳症前は右利きだったけど、脳症後の手の優位性は、どちらかと言うと
左手優位となったんだ。この点はお母さんとも確認が取れているし、お父さんか
らの文書にもそのような記述があった。繰り返しだけど手（指）を目的達成の道
具と見なすよ。

　　　　彼女が手を能動的に使うときってどんなときってことを、ここでもう一度
　　　　見直す作業からだね。

　そう。能動的に使うということは、そこには彼女なりの何か目的性があるだろ
うから。彼女の行動観察から身体各部位をさまざまな目的達成のための道具とい
う観点で結びつけると、こう言えると思うんだ。

　1つ目は頭・頸部は、食べ物に到達するための道具となっている。

　2つ目は頭・頸部は気になる対象の方向を見るための道具となっている。

　3つ目は、手と口は情動的な不快状態の変化を緩和させることのできる道具となっている。でもその行為を阻止されると、自分の上腕を噛むという行為へ変換されることはある。

　4つ目は、腕は、嫌な飲み物を拒むときに口に寄せつけないために使う道具になっている。

　5つ目は、手掌面は体を支えたりするときに使う道具になっている。

　6つ目は、腕と手は人を自分の方へ引き寄せる道具となっている。

　　なるほどね。1つ目は、手の代わりのリーチング機能と見れるね。2つ目は見たい対象をとらえるための首の方向性という機能があるとわかるね。3つ目は、何度も言っていることだね。4つ目は、拒否を示す適切な運動とも言えるね。5つ目は足の裏やお尻などの代わりに身体を支持する機能には適切に使われているね。6つ目は、引き寄せることによって情動的な親愛を求める目的をもった振る舞いに思えるね。この点を補足すると、彼女がおそらく抱きしめられるなどの彼女と他者との接触で得られた経験によって獲得したように思えるね。あるいは不安や孤独感などのマイナス要素は他者と一体感を感じることによって、和らぐという経験の延長線上にあり、その後、その経験に付加される形で、対象としての人となっていったのかもしれないね。

　　ということは、3つ目の執拗な指しゃぶりや指噛みが制止された際に見せる彼女の自分の腕を噛むような行為の変換から見えることは、やはり自分の満たされない欲求の代償行為に思える。つまり、根源的には、二重接触経験となる行為を求める。彼女なりの情動の制御として。

　そうだね。いずれの場合も、ある目的を達成するための道具となっていると見なすことができるでしょう。

　　できるね。つまり身体を道具として使っているということは、自ら学んで獲得したと言えるね。それにその仕組みが彼女にはあるってことだね。

　そう。この仕組みは、脳の予測学習モデル[14, 15]でたとえることができそうなんだ。このモデルはね、人間が何かを学ぶときには、ある予測に基づいて行動し、その結果を予測と照らし合わせながら、仮に予測と違えば（予測との誤差に関する情報に対して）、どこをどのようにすればいいか修正し、行為を最適な状態にもっていくという仕組みのことを説明するモデルなんだ。

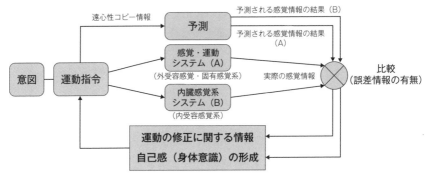

脳の予測学習モデル（文献14，15の図を一部改編）

　　なるほど、彼女の手は多くの目的（意図）をもった道具としての腕や手の
　　使い方は学習できた。でもなぜか彼女の腕は食べ物を到達するための道具
　　として学習されていないし、彼女の手は食べ物を掴むための道具として学
　　習されていないということだね。

　そのとおり。だからさらにこう考えてみた。たとえば僕らも、素晴らしい道具
があるよって言われても、自分ではうまく使えないと判断したら、使わない。使
えない僕らにとって、その道具の価値や意味は薄れていく。そうすると、目の前
にあっても、背景化していく。同様に彼女にとって、使えないと判断された道具
には、彼女にとって意味がなくなり、興味・関心がさらになくなっていったので
はないか？と思ったんだ。

　　その考えは興味深いね。彼女の具体的な例で言える？

　核心にはまだ迫れてないけど。彼女がどのような食べる経験を積んできたかに
ついてからね。急性脳症後の食事は基本鼻注だった。その後長い年月を経て家族
の介助で口から食べるようになった。その食事はいつも家族の全面的な介助だっ
たので、食べ物が自分のほうへ近づいてきた。そして彼女は手をもちろん使う必
要はなく（触れられることを嫌がったというお母さんからの話からもわかるように彼女
にとって手を使いたくないという意思もあったと思うけど）、口を開ける以外、他の身
体部位も動かす必要がない状態で食べる経験はまずなされた。

　このような経験のなかで、食べ物は、自分が能動的に動くことで得られるので
はなく、（手を使わず）待っていればいいものと認識されていったのではないか？

　そしてもうひとつは、仮にその後、手を伸ばせば届く空間において、自ら手

（指）を使う経験があったとしても彼女の望むような結果にはならなかった可能性もあるのではないか。

　つまりね、自分の欲求を満たすことができない、うまくできなかった経験は、自己効力感が得られない経験となり、学習性不使用（うまくできない→使わない→使えない手）によって、次第に達成できない道具である手や指は意味のない対象となっていったのではないか？　そう考えたんだ。

そんなことはありえるの？

　わからないよ。だからいろいろ考えているんだ。そうだと仮定して話を進めると、さらに食べ物（掴みやすいもの）を把持するという経験が絶対的に乏しいなか、急性脳症後は成長したという可能性が関係しているのではないかな。

　家族としても一口量として誤嚥・窒息のリスクを考え、大きくて、硬いものなどは直接口へ入れる対象として（食べ物をそのまま）用意するということはなかったと思う。逆に一口量として安全な大きさは基本的に摘める大きさの食物の物性としても彼女にとって掴みにくい大きさや形だろうからきわめて難易度が高い。それに手掴み食べする適度な形態（嚥下上安全な硬度、粘弾性）として選択しにくいという経緯もあったと思う。

そうすると単なる経験不足ということ？

　いいや。とりわけ手指の巧緻性を見る限りにおいて、運動麻痺的要素、感覚麻痺的要素も考えられるので、それを含めて、再びできないことができるようになる経験の不足ということになると思うよ。

なるほど。確かにね。もう少し深められそうだね。

　そうだね。対象と意味づけという視点で…たとえば彼女の場合、自己を満たしてくれた対象には意味づけされて興味・関心は強くなり、そうではない対象は弱くなり意味のない対象となる。だから外界の対象物は、彼女にとって存在、非存在ということになる。現実感で言えば、そもそも問われる対象となっていかなかったのではないか？とみることができる。

　彼女にとって、対象化できる存在は、基本的に人との接触と口と手の間で得られる二重接触で精いっぱい生きている可能性もある。だとすれば、彼女にとって、外的な対象物は、問われる対象にはやはりなりにくい。だから対象として問われないということは、つまり手で掴み口に運ぶという対象は存在していないのと同じで背景化していくというふうにやはり見える。

　そうだね。シンの言う、この存在していないという意味は、外部観察として、客観的にないということではなく、あくまで、彼女の内的世界のなかに、自分自身が能動的にその対象と関わりをもつことに意味が与えられていないのではないか？ということだね。

　本人にとって意味がなければ、意図の発動もなされないし、探索対象として存在していないのと同じになっている？　そう思ったということだね。

　そう。それから実際に彼女と関わるなかで、たどりついた意図性（…をしようという思い、考え）と運動発現前後の脳の働きとの関連について考えてみた。

　なぜそういう考えに…

　右手との不使用傾向、使うのを嫌がる感じは、急性脳症前とはまったく異なるよね。使う機能がないわけじゃない。右手は麻痺が重篤ではないことはさまざまな場面で腕や手を使っていることは観察からわかったしね。それらはすべて彼女の意図によって生まれた運動だしね。

　それはそうだったね。

　だから、今度は運動が生じる運動器官と脳の関係を考える方向から、運動を生じさせる脳領域の前、つまり運動の意図とその意図に伴う運動企画について考えてみたことになるんだ。具体的には、彼女の生きてきた経験で視覚的に顔面周囲へ近づいてきたという情報は開口あるいは頭頸部のリーチングという随意運動が誘発される。

　つまり、そこには食べるという意図性が見てとれるね。

　そう。それから左手周囲に食べ物があるという視覚情報、または手指への直接的な接触があると感じたら、左手の把持・操作という運動が誘発される。つまり食べようという意図性がここでも読みとれる。

　そう確かに。

　それから、さっきの話は自己効力感に繋がらない経験が学習性不使用へつながり、意図が生まれにくくなった可能性についてだったし、なぜ自己効力感の低下していくのかについては手の細かな動きや感じ方が鈍くなったという点からの説明だった。そして今度は、彼女が手を使わないのは、彼女にとって食べるための手、指の運動を企画することが困難なのではないか？　その結果、意図性（こうしようという心的な考え）の発現が、乏しくなったっていったのでは？　という点から考えたいんだ。

つまり、手や指を使って食べるということについて、運動・感覚麻痺（感じ方が鈍くなること、不快感も含めてそれ）以外の視点として、彼女には意図した運動を企画する問題があるのではないかと。それが、彼女にとっても難易度が高いものになってしまった可能性を考えたんだね？

そうなんだ。難易度が高いということは、行為達成のできるというイメージがつくりにくいのではないかって。こうすればできるというイメージには、どのようにという運動の企画の要素が背景にあると思うんだ。

なるほどね。急性脳症後の彼女の運動の企画という点に注目したんだね。

そりゃそうだね。彼女は食べるときに手そのものを伸ばさないもんね。

そう。自分の手や指は、どのように手や指を動かすようにすれば、うまく、食具を掴んだり、食べ物を摘まむことができるかという運動を企画することができないからイメージがわかないのではないかと。

でも好きな対象者には手を伸ばすことはできるから、手を伸ばすことに関する運動企画はできているんじゃないの？　もう少し説明がほしいね。

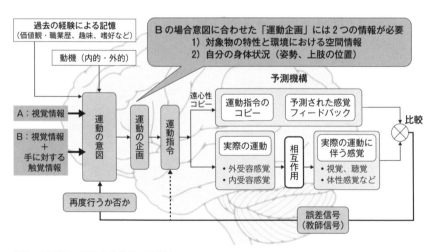

行為とは意図の発生から結果の確認まで

確かにね。食べるということを例にするとわかりやすいと思うよ。まず彼女は食べ物が口に近づいてくるのが目で認識できると、食べようという意図に合わせ口を大きく開けるという運動は出現している（図のA）。このことは少なくても食

べることに必要な口腔器官の運動の企画は部分的になされていると言える。一方で食具を自ら掴み（あるいは直接手づかみで）食べようとした場合（図のB）、意図に合わせて運動の企画に関しては2つの情報が大切となると思う。まずは対象物の特性。これは食具であれば柄の形、長さ、太さ、硬さ、重さなどに関する情報のこと。そしてその食具がどこにあるかという情報を環境における空間情報と言うんだ。もうひとつは自分自身の身体状況に関する情報のことだよ。食具を操作し食べ物を落とさずに口まで運ぶには、各腕の関節をどう動かせばいいかという企画が必要となるんだ。この腕の運動企画の前提となるのが、今現在の自分の身体位置の情報になっているんだ。

　さらに言うと、この運動企画には、空間的な要素、時間的要素に加え、微妙な筋出力の調整も必要ということになるんだ。そして、実際に行為をおこない、自分のつもり（予測）と食い違い、うまくいかなかった（結果の）場合、どこをどのように再度調整すればいいかという過程が学習の仕組みでは大切だよね。この一連の過程は、急性脳症後の彼女にとって（脳の損傷により知的な障害の重度化が加わったことで）困難になったのではないかということを考えたんだ。

　　なるほどね。好きな人に手を伸ばすという運動の企画より、食べるときの腕や手指の運動の企画には確かにいろいろな要素が入っているから彼女にとって難しいかもね。おおむね納得したよ。それに運動の企画の話に加えて、比較照合する過程も重要となってくることが見えてきたね。

　そうだね。照らし合わせる過程ができないと当然、どこをどのようにという運動の企画を修正することが適切になされないから、何度やってもやってもうまくいかない、ということはおこりうる。うまくいかないと、食べるときに手を使うというのを諦める。そして意図も出にくくなる。そう考えたんだ。

　　そうだね。これで彼女の支援をするにあたり、彼女の内的世界の全貌に近いものが出てきたということかな。

■彼女の支援に必要な彼女の全体像を…

　だいたいね。乳児期からのてんかん発作に伴う、情動的不安定性（途切れる意識に対する恐怖、不安、不意に途切れる知覚経験による現実感のうつろ）、知的な障害があるなか成長した。それに急性脳症による後遺症として上記要素の重度化が進み、

手・指の巧緻性の運動・感覚要素（感じ方の鈍さ、不快感）、加えて手を使って食べることに必要な運動企画の困難さ、比較照合の過程も関係があると考えたんだ。特にどのようにすればという方略を立てながら学ぶことがひとりでは難しいゆえに、自己効力感の低下、学習性不使用に近い経験へつながっていったのではないかと思ったんだ。

　　　なるほどね。とはいえシンのデイの実際の環境で制約される面もあるから、実際の支援として、具体的に何ができるかっていうことを詰めていく必要性は残されているね？（現実的に個別的に関われるのは週1回15分から20分程度？）。

　その通りだよ。直接的な支援として関われるのは週1回程度だね。

■彼女に必要なリハビリテーションの視点を支援へ

　　　彼女の観察から得られた内容は、臨床的に言うと発達に促進的な因子を活用して発達の阻害因子を改変できるか、つまり彼女のもち味を引き出しながら、自ら手を使って食べようという意図を生み出していくということになるね。

　そう。彼女は人には興味あるし、食べるという行為そのものには拒否はないので、活動として僕と食べ物は直接的な支援の道具として非常に有効だと思う。だから、実際のデイの入浴後の水分補給という意味あいの活動をそのまま活用していく方向でやってみようと思うんだ。

　それに、今までみてきたように、直接的に彼女の左手に触れる、あるいは左手周囲の視空間に食具が入るという情報は、左手を使おうという意図性の契機になる可能性は十分開かれている、そう思うんだ。

　学習という観点でさらに言うと、この活動であれば彼女と僕の間で共同注意の場という空間をつくれるし、学習に必要な人 – 活動（食べ物） – 本人という三項関係が揃っていると言えるんだ。

　　　なるほどね。そうだね。もう一度確認だけど、その支援は何を狙っているの？

　うん、手は食べる道具としても使えるよ、ということを学んでもらいたい。そして自分の存在を確かめるような道具（手）ではなくて、この世界と楽しく関わ

れる手になってもらいたい…かな。

　　　実際の支援の図式化はあったほうがイメージしやすいんだけど。

　こんな感じかな。

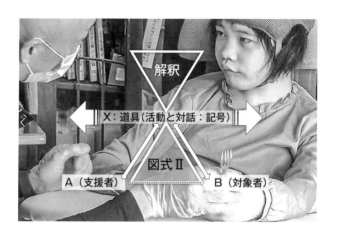

　　　なるほど。支援する活動はヴィゴツキーの文化的発達の3段階の図式II[2)]
を想定しているんだったね。シンと彼女の眼差し、表情、振る舞いは互い
の欲求や快不快の情動状態、（感情）、意図が含まれていて、それらは共通
の意味をもつ記号としてとらえるということだね。

　そのとおりだ。彼女（B）の発達（学習）は、支援者（A）と直接繋がっていな
い（図式IIの三角形の底辺部が点線なのは、直接繋がっていないという意味）。道具（活
動）が彼女と僕を繋ぐ媒体となっている。でも実は活動だけでは十分ではないん
だ。同時にさっき言ってくれた互いの眼差し、表情、振る舞いが媒体となってい
る。そして媒体を介して呼応しているとみるんだ。この呼応することは、個々の
解釈に支えられていて、どのように相手の記号を感じとり、どんなイメージが喚
起されたのか、そのうえで何をどのように返そうと思考するかという目には見え
ない心的過程が大事だと思うんだ（特にこのプロセスは支援者の役割が大きい）。

　　　なるほどね。実際の支援の内実はこのような図と説明でよくわかったよ。

　　　じゃあ、実際の支援でシンが意識（留意）しようって思っているものはあ
るの？

　あるよ。実際の支援のときには僕が意識（留意）しようと思ったことはこんな

感じかな。

1) 声かけしつつ、食べ物を食べるよ、飲みものを飲むよという記号（振る舞い）を送りつつ、彼女がそれらを注視し、追視するように導く。

2) 介助の食事のなかで、彼女の意図の発生を考えつつ、左手の周囲に食具を接近または接触させ、把持・操作を自ら試みるようとする機会をつくる。

3) 手掴み食べをできれば支援のなかで1度は試みる。

4) 指しゃぶりと食事以外に、物をしゃぶらせる時間をつくる機会を随時検討していく。

（指しゃぶりで得ているであろう情動的安定性の代替手段の獲得可能性にかける目的で）。

1)～4）によって、自己感の発達の促進が図られ（自分の手に確からしさを感じさせ）やがて外界の物を探索する契機となるのではないか？

指しゃぶりを保障するなかで（怪我に発展しないように手袋を普段は着用するなど）、物との関わりをつくっていくこと、言い換えると、口腔器官内と自分の指だけの世界ではなく、外界に対して手による探索行為をつくっていき、自分と物との関わりもつくっていく、これが意識（留意）していくことかな。

なるほど。目標としての期間はどう考えたの？

根拠として明確なものは残念ながらないんだ。ここで言えるのは、学校を卒業すると、基本的にデイは利用することはできない年齢になるから（高校卒業の18歳まで）、それまでには何とかという思いかな。その意味では5年。短期的な目標としては、半年から1年と考えたよ。

（当然進行状況を絶えず説明するなかで、家族にも協力してもらい、次の段階では学校などにもお願いしてというふうに、総力戦的なことは視野には入れているよ）。

それから、指しゃぶりを保障するなかで（怪我に発展しないように手袋を普段は着用するが介入中は外した状態で取り組む）食物が食具に刺さっている状態、あるいは掬っている状態であれば、自ら食具の柄を把持しようという意図をもち、一部介助であっても、口まで操作し食べることができるというのが具体的な短期目標ということにしたんだ。

よくわかった。ここまで見てみると、確かにシンなりに考えたら、以前のシンとは…つまり支援者としての志向性は変わったと思うよ。じゃあ、実際の支援をしている最中の様子や感じたことを少しずつ教えてね。

わかった。

■実際編：リハビリテーションの視点をもった支援へ

手を使って一緒に食べてみる支援の開始へ

シン「さあ、○○ちゃん。そろそろおやつしようか？」

彼女「…………」

シン「どうぞ」

入浴後の彼女には再度車いすに乗ってもらい支援を始めた。

まず、僕の手のひらにウィンナーを乗せた。

「どうぞ」

でも、彼女は自分の手を伸ばし取ろうとはしない。

何度も顔を上げ一瞬見つめる。

彼女の眼差しは僕の目からウィンナーにならない。

取ろうとはしてくれない。

彼女の眼差しは僕の顔色を窺っていた。

何か求められたことを感じとったかのように。

シン「○○ちゃん。どうぞ」

彼女「…………」

今度は、ウィンナーをフォークに差し、柄を左手のすぐ近くにもっていった。

すると、じっと彼女は、それを見つめるという眼差しを見せた。

でも、握ろうとはしない。

そして再びうつむくという振る舞いを見せた。

シン「○○ちゃん。どうぞ」

彼女「…………」

そこで、さらにその手周囲にウィンナー付きのフォークを動かし、彼女に振り向いてもらおうと名前を呼んだ。

そして待った。

すると彼女は、こちらをじっと見つめるという眼差しを現した。

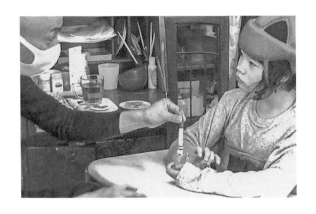

「ねえ、取ってごらん」と心で囁いた。
そして、握るのを待った。
でも再び彼女はうつむいてしまった。

シン「○○ちゃん。どうぞ」
彼女「……………」
そこで再度名前を呼び今度は、彼女の左手にその柄が触れるようにした。
「さあ握ってよ！」と心で呟いた。
再び待った。
すると、なんと、その柄を握ってくれた。

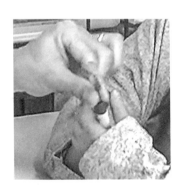

そして口に運んでくれた。

口に入れる瞬間、こちらを再度見つめなおした。

「これでいいんでしょ！」と言っている眼差しに感じた。

その直後、彼女の頭を撫で「上手にできたね」と褒めた。

彼女の眼差しは僕に向けられた。

その直後、彼女は再びうつむいた。

彼女にとって、左手で柄を把持し、ウィンナーを口に運ぶという行為は、心的負担も多いと考え、それよりもちょっと難易度を下げた。

今度は、頭頸部のリーチングをしないと食べられない距離で待つことにした。

すると、彼女はそれに応えようとした。

何度も頭頸部のリーチングをしてくれた。

でもまだ届かなかった。

その間、食べようという意思をみせ、届かないたびに彼女はこちらを見つめる眼差しを見せてくれた。

そして、諦めずに、彼女はようやく、ウィンナーを口に入れることに成功した。

彼女の頭を撫でて褒める言葉が口から出た。

シン「よく上手にできたね。凄いね！偉いね」

彼女「……………」

しっかり見続けるという経験が、彼女と僕の関係を深め、共に時間・空間を生きることをつくる

次に、すぐにウィンナーを眼前にはもっていかなかった。

あえて、身体の周辺空間（彼女の肩の前あたり）に移動させていった。

そして、次第に口と鼻の中間位置にあえてもっていった。

僕はこの活動を通して、彼女がしっかり見続けるという経験を積んでほしいという意図があった。

同時に単純な頭頸部のリーチング（首の直線的な屈伸）では、食べることができないようにした。つまり、そのつど見た食べ物の位置に合わせ、運動の企画を微調整していくよう（首の回旋や屈伸、前後屈などを含めて）求めていった。

見ることと動くことの連動をつくっていけるように…

シン「○○ちゃん。どうぞ」
彼女「…………」
そのとき、彼女は、首ではなく、体を左に大きく傾かせ、右手の小指をしゃぶった。
僕と対峙する位置から離れるような振る舞いを見せた。
彼女が、ある状況下で自分が望まないことや避けたいと内的におそらく感じた際に、たびたび見せる振る舞い。
でも、僕はそこに留まり、続けて待った。
彼女に対して、「もうすこし一緒に頑張ってみようね」
そう心で思った。
その後、実際に彼女の名前を呼んで設定を変えずに待った。

シン「○○ちゃん。どうぞ」
彼女「…………」
すると、彼女は呼ばれたことに反応した。
崩した身体をもとの位置に戻すという反応。
偶然、ウィンナーは上唇と鼻の間にぶつかった。
それをきっかけに、上方向に頭頸部を伸ばすという今までとは異なる戦略を立てた。
そして食べることに成功した。
もちろん、褒めちぎった。
その後何度か同じことを試み、できることも増えた。

また、これ以降、握るという行為も少しずつ増え始めた。
増え始めたが、あくまで僕の手と繋がっているウィンナーと柄。
僕という媒体がなくてもいけるのか気になった。

シン「○○ちゃん。どうぞ」
彼女「…………」
だから、今度はちょっと設定を変えた。
さらに物の介在をひとつ増やした。

彼女はどういう振る舞いを見せるか試みた。

トレイの上にウィンナー付きのフォークを置き、彼女の左手のすぐ近くに柄がある設定にした。

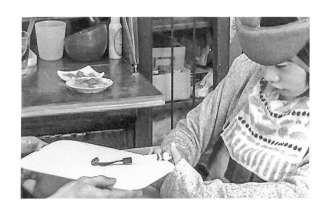

彼女が取ろうという意思があれば、親指と人差し指の先端で取れる程度に。

でも彼女は動かなかった。

そこで、僕はトレイを傾けた。

偶然に近いような状況を演出した。

彼女の親指と人差し指の間に柄がすべっていくように。

そこへ滑り込んだ瞬間、彼女はわずかだが握れる位置に親指を人差し指を動かした。

彼女は握ることに成功し、口に運ぶという振る舞いを見せてくれた。

このような設定で彼女が自ら口に運ぶのは、少なくてもデイでは初めての経験だった。僕と直接繋がっているフォークではなく（人－フォーク）、トレイとフォーク（人－もの－フォーク）という媒体を増やす設定でも把持できるという経験だった。

彼女はその後、柄を完全に手ばなすという振る舞いにはならなかった。

握ってはいないが、指と指の間でかろうじてひっかかっている状態だった。

シン「○○ちゃん。どうぞ」

彼女「…………」

そこで、僕は、続けて、僕の手で彼女の手を包み込むように支え、一緒にウィンナーを刺して食べるという経験を試みることにした。

刺すところまでは一緒にしたが、彼女が柄を握ったな！と僕が感じた直後、僕は手を離した。すると、そこからは自分で口にもっていくことができた。

僕はちょっと先を見据え、次のことをあえて試みた。

彼女は親指と人差し指の根元（側方つまみ）を使うことはでき始めていたので、指先にウィンナーを掴ませてみた（難易度を高くしてみた）。

シン「○○ちゃん。どうぞ」

彼女「…………」

すると、指を口のなかの奥まで入れた。

そして噛んだ。

でもウィンナーだけを上手に噛むことはできなかった。

指ごと噛む状態に近かった。

だから口から出てきた指の間にはウィンナーが挟まったままだった。

薄い輪切りのウィンナーだけを噛む。

難しすぎた。

そして、その後すぐにポロリとテーブルに落ちた。

再度試みさせるが、彼女はこちらを一瞬見つめて、目をそむけた。

「うまくできないよ！」っていう感じだった。

そして握っていたウィンナーが指から離れることも、多く見られた。

指先での摘みは、もっともっと先の目標だった。

食べるという経験の過程で、飲み物も支援していた。

それが「嫌っ！」てなったときは、上半身を左に大きく傾け両腕を振り上げるという回避的な振る舞いを見せた。

そのとき仮にフォークを把持していても確実に手は開き、フォークは離れてしまった。

このことも多く見られた。

それから、右手の指しゃぶりは、この水分補給を兼ねた食べる活動時間にときお

り見られるが、その多くは、フォークに刺してあるウィンナーを見ることによっ
て、食べるという意識のモードへシフトするのか、指をしゃぶることをやめてく
れた。

でもうまく把持できないときは、再び指をしゃぶったり、噛むという振る舞いに
チェンジすることも少なかった。
そしてそのときには一瞬こちらを見た。
見てから、噛むという振る舞いに変わった。
「もう嫌だよ」というサイン。
「わかった。わかった。ゴメンよ」って彼女に言った。
次の1回は、介助ですぐウィンナーを口に運んだ。そうすると、少し両肩をゆす
り、んーッて声を発して食べた。
まるで「最初からそうしてよ」というように。

食べものの硬さは、わかっていることを知ったある日

シン「○○ちゃん。サイコロステーキだよ。美味しいよ。どうぞ」
彼女「…………」
このようなやりとりの後、サイコロステーキも水分補給のおやつの時間として試
みた日があった。
彼女は口に入れられることに戸惑いの振る舞いを見せた。
彼女は、おそらく和風ステーキソースのかかったサイコロステーキを見たのは初
めてだったかもしれない。だから警戒しているような感じのなか、口を開けた。
でも、いつもように閉じなかった。
いつもなら、すぐ口を閉じて、噛む、そしてすぐ飲み込むという一連の振る舞い
を見せてくれる。
今回は違った。口を閉じないというサインを送ってきた。

シン「○○ちゃん。サイコロステーキだよ。いいんだよ、食べられるよっ！」
彼女「…………」
そして…僕は少し左の奥歯で噛めるようにフォークを動かした。すると、
「えっ？！大丈夫？」っていう感じで少し顔を右にずらし、のけぞるような振る舞

いを見せた。

口を開口するという現象は、半ばオートマチック化されているけど、あえて（閉じない）しないという意図があった可能性が見えた。

サイコロステーキは、過去の経験に照らし合わせて、ちょっと参照するものがない。

だから彼女は戸惑った。

彼女は今まで、チキンナゲット、鳥の空揚げ、肉シュウマイ、ウィンナーなど肉類は一瞬見ただけで好きなものってわかっていた。

でも今回は違った。

だから、半ば強引にフォークからサイコロステーキが口腔内に落ちるように介助し、口を閉じさせるようにした（強引だったかな、○○ちゃん。ゴメンと思いながら）。

すると、再度、回避的振る舞いをみせ、こちらをちょっと睨むような眼差しを見せた。

でも、その数秒後には、口腔内でステーキの味がおそらく広がったのかもしれない。

咀嚼し始めた。

彼女の口腔内の知覚経験としておそらく、味だけではなく、硬さもしっかり知覚しているのでは？　噛む回数は明らかに今までのウィンナーより多いように思えた。

見事だったのは、2回目だった。さっきの知覚経験をいかし、2度目のサイコロステーキは、彼女が見た直後に柄を握らせるようにすると、すぐ把持し、口に運んだ。

安心して、「これなら、食べたいよ、自分でやってみるよ。少し助けてね」って感じのスムーズさにも思えた。

それに食べ物も硬さの知覚に関しても、普段なら数回噛んですぐ飲み込む。

でも今回は、10回程度は噛んでいるのが観察された。

だから彼女の口腔内の硬さの知覚は確かなものと言えると思った（僕も自分で同じ大きさのサイコロステーキを食べてみて、近い回数噛んだから。結構噛み応えのある肉だった）。

手を使って一緒に食べる支援の別のある日

この日の最初は、右手に握ってもらおうと試みた。

でも体をのけぞり、右腕で僕の手を払いのけるような振る舞いを見せた。

まったく右手で掴もうとしてくれなかった。

一瞬、ウィンナーを見るけど、握らされそうになったとき、

顔をうなだれる。

両手を絡ませる。

そんな振る舞いが強まった。

そこで、こちらの意図を修正。

介助して彼女の口へウィンナーを運んだ。

でも僕はちょっとしつこかった。

次は何度か名前をよび、「右手で掴むことを試みてよ」っていう気持ちを目に載せて、右手に差し込んだ。

すると、一瞬握ってくれた。

いけるのか？

でも駄目だった。

すぐ離してしまった。

シン「○○ちゃん。ごめんね。わるかったよ。でもじゃあ、左手でね」

彼女「……………」

僕は、やはりちょっと意地悪に見えたかもしれない。左手であっても彼女がすぐに握れる場所には差し出さなかった。

すると、なんと彼女は、肩をわずかに開き、肘を伸ばしてから、再度曲げて、その位置まで掴みにいった。

ウィンナーを食べた後、あえて柄を握らせた状態のまま、様子を見ることにした。

すると約1分以上フォークを握り続け、自分の口にフォークを入れしゃぶり続けるということも観察され始めた。

そのときの彼女の行為は、指の代わりに口腔内でそれを噛む、ないしはしゃぶることで得られる情動的要素を求めているという振る舞いの結果と僕は見ていた。

片麻痺患者さんにときおり見られる注意障害の保続という現象とは違うと思った。

60

手からフォークを離すという意識へシフトできないということではないと。

フォークの先をしゃぶり続けるには、彼女にとって左手で柄を把持し続けているということに他ならない。

指以外の対象（物）を受け入れた、繋がりを見せた場面。とはいえ続かなかった。

デイで初めて手掴み食べを活動として取り入れた日

今度は、直接ウィンナーを1本、手掴みで…という試みをした。

誘導はあくまでも、ちょうど両手を絡ませている状態だったから、直接左手に触れるように…

シン「○○ちゃん。今度はこれね。どうぞ」

彼女「……………」

すると、なんと掴もうという意図が現れ、左手がウィンナーに近づいてきた。

残念ながら、一人で把持するにはまだ難しかった。

接近した場所は、手背面側だったから。

そこで手掌面側かつ指で掴みやすいところまでは誘導した。

するとすぐに掴んで口にもっていった。

そして1度目の噛んでいる最中、左手はテーブルに自然に降りた。でも残りのウィンナーは左手で把持し続けていた。

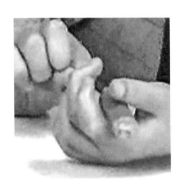

さあ、次はどうするんだと僕はドキドキだった。

彼女は、2口目を自ら食べるかと…

すでに飲み込んだという時間は流れたが、まだ手は動かなかった。

僕は待った。

シン「○○ちゃん。ウィンナーまだあるよ」

彼女「…………」

彼女に声かけしたものの、なかなか再度口にはいかなかった。

あたかも、親指と人差し指の間にあるウィンナーの存在は彼女の意識から消えている…

そこで、何度か促すために声をかけた。

そして彼女もこちらに眼差しを向ける…

でもウィンナーに意識が向くことはなかった。

やむを得ず、再度握らせ直すという接触的な介助をおこなった。

すると、両手を絡め、結果的に握っているのは、左手だが口にウィンナーを押し込んだのはなんと右手だった。それは左手だけではうまく口に運べず、半ば落ちそうになるのを感じとり、その状況下で右手が半ばとっさに手伝ったかのようだった。

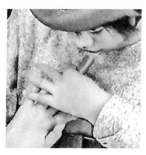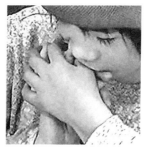

そして残り2/3程度のウィンナーを一気に頬張り、平らげた。

シン「○○ちゃん。よしよし！！」

彼女「…………」

僕は思わず、よしよしよしと頭を撫で、初めて食べるという行為に右手が参加したことをねぎらった。

シン「これ美味しいな。右手で食べれたやん。凄いんやん」
彼女「・・・・・・・・・・・・・」
何度も褒めちぎった。すると、わずかだが、しかし確かに彼女は僕と目が合う状態から目をそらし。
はにかむ笑顔に。

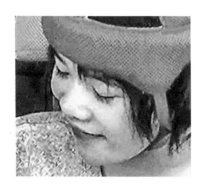

もしそれが、はにかむ、という感じだったなら、僕からの言葉が、自分のした行為に対しての喜びとして受け止め、そして恥ずかしい、照れくさいという感情を表した笑顔ということに他ならない。僕の撫でるという行為とともに続いた言葉かけ（褒める）は、彼女の意識におそらく肯定感を生み出しながらも、他者である僕へ投げ返してくれたということになる。
はにかむ感じは、今までに見たことはなかった。

そこで、また僕はちょっと調子にのった。
この左手だけでは口に運べないという状況で参加した右手は、まだ意識のどこかで、今の能動的に口に押し込んだという経験の記憶が残っており、右手で握らせたら、口にもっていくんじゃないかと。
でもそう簡単に事は運ばなかった。

右手に握らせ、眼前、口前に一緒にもっていっても、食べる意図の発現は生じなかった。

あたかも、握っている感覚はなく、視野に入っている空間内でも見えていないかのように。

そこで、その後彼女の左手の近くに僕の手をもっていった。

すると瞬時に僕の手を掴もうという行為が出現した。そう意図の発現がすぐおきた。

かなり、左手で掴むという行為には、繋がりが見えてきたように思った。

そこで僕は残りのウィンナーを彼女の指から譲り受け、僕の掌に上にのせ、残りのウィンナーを僕の手の掌にのせ、「どうぞ」って、差し出した。

シン「○○ちゃん、どうぞ」

彼女「…………」

すると、なんと、そこに手を伸ばし取ろうとしてくれたんだ。結果的に手の巧緻性という要素から、つかめなかったが。初めてのことだった。

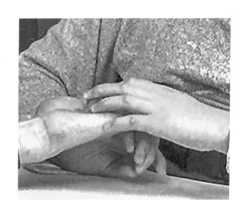

シン「○○ちゃん。どうぞ」

彼女「…………」

このようなやりとりのあと、さらに、しゃぶれそうな玩具（色は肌色に近く、形は手の形に何となく似ていて、大き目のフォークの形状のもの）を購入していたので、差し出してみた。

すると、今までは物には興味がないので、口に入れるということはほとんどなかった。

やはりダメだと思っていた。

だけど。少し、しゃぶってくれた。

そのときはちょっと不満そうな表情でこちらを見ていた。

まるで、「どうしてこれを？？？」って。あるいは「これって何？」って。

それから、別の日にもやってみた。

あまりうまくいかなかった。

だけど、掴もうとはしてくれた。

掴もうとしてくれたことは凄い。

少しずつ、いろいろなものに慣れていける可能性を見た。

なぜ、食べ物ではない、さらには食具でもないものを？

なぜしゃぶらせるという行為をあえて？

それは食べるときに手を使うという意図をもつということとは別の目的。

定着している指しゃぶりや指噛みの問題は、そう簡単に払しょくされない。

そう感じていた。

でも、少しでも手を使って食べるという経験の延長線上で、食べ物ではないけど、口に入れるという経験を重ねてみたいと思った。

そして、いつの日か、ストレスがかかっても、直接自分の指を噛み込み、皮がむけたり、血が出たりすることがないよう、しゃぶれて、噛めて、という玩具を彼女に馴染ませていけないかと並行的に考えていた。

だから。

具体的な支援から１か月が過ぎたころのある日

シン「○○ちゃん。どうぞ」

彼女「……………」

この頃に、いくつか気づいたことがあった。

彼女なりにウィンナーが付いたフォークを掴もうという意図と動きを見せてくれていた。

1つ目は、彼女の左手の手背部に近い場所であっても、ウィンナー付きのフォークの柄をもっていくと、彼女は左腕を外に開き、手首を上げることで、親指と人差し指の間で柄を把持できるよう調整していた。以前は手掌面の側かその上付近のみであった。

つまり意図と適切な掴むという行為に必要な運動の企画がなされている可能性だった。

それは何となくではなかった。

しっかり、彼女の眼差しは柄をとらえていたから。

食べられた直後一瞬こちらを見た。

「できたよ」って言っている気がした。

でもそのときの表情は、ニコッっとしているわけではない。

「これでいいんでしょ！」って言っている感じの表情だった。

シン「○○ちゃん。どうぞ。」

彼女「…………」

何度かさっきと同じような位置に柄をもっていくと、彼女はまた新たな一面を見せてくれた。

彼女のフォークの柄に対する腕の動きは、肩、肘のいずれかの動きがほとんどで、柄へ到達するための粗大な動きだった。そして彼女の多くの開始姿位（ポジション）は、左の手は中間位が多く（手掌面が横に向く）、お腹の傍で右手を絡めている状態が多い。その位置からまず肩を少し外に開いて、おおかたの場所を合わせ、柄に触れたら、漠然と掴みそして一気に肘を曲げて口へ運ぶような粗大な動きだった。

でも今回は違った。

今回は前腕の動きが初めて観察された。

左手の手掌面を一度下向き気味にして、それから中間位置より掌を上に向ける運動が見られた（中間位から回内位、そして回外方向に動きなおすという）。

このことは柄の空間的位置に手の向きを合わせようと調整する意図に基づく運動の企画が伺えた。それは到達運動（肩や肘を主に使って柄を掴むために手を運ぶ）以外にも派生した可能性を見たことになる。

そんな彼女に、僕の身体は反応し、頭を撫でながら褒めていた。

シン「あら○○ちゃん。賢いな。上手」

彼女「…………」

そうすると、今回は、はにかむという感じではなく、よかった。「これでいいんだね?」というような確認を求めるような眼差しと嬉しそうな表情を見せてくれた。

具体的支援から約1か月半のある日

シン「○○ちゃん。どうぞ」

彼女「…………」

いつものようにウィンナーとお茶の時間がやってきた。

この日は、違う食べ物も挑戦していた。

スナック菓子の塩けのある物だ。

とはいえ、彼女は慎重派。

新規性のある食べ物には警戒するような構えがある。

そのとき、僕は「○○ちゃん、みてごらん」と、顔に近づけ、誇張して食べる口の動きと美味しそうに食べるのを見せた。

彼女の眼差しに真剣さを感じた。

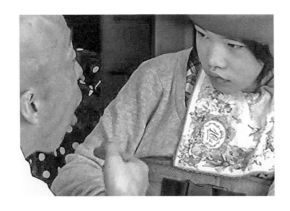

すると、直後明らかに口唇を強く締め、左右に少し動かすような動きと顎関節を含めた運動を見せた。これは普段の口の開き方、閉じ方、咀嚼時の口の動きとは、異なるものだった。

僕のした口の動きとは少々違ったが、模倣のような動きを見せてくれたのは初め

てだった。

この日の最大の収穫は、この真似を試みてくれたということであった。

介入から約1か月半のある日 (その②)

フィレオフィッシュバーガーとポテトを食す。

シン「○○ちゃん。どうぞ」

彼女「……………」

テーブルの上において見せた。でも自ら手に取るようなことはなかった。

そこで介助し握らせてみた。

すると、バーガーを口にもっていった。

口いっぱいに頬ばった。

そのあと、手からハンバーガーは離れ、テーブルへ落ちていった。

特徴のひとつが追加された。

彼女は前歯で噛むということは思いのほか上手でないこともわかった。

唇で噛むような (ちぎる) 動きも見せてくれたが、上手くいかず、少しひっぱるような介助が必要だった。

僕は彼女の視線に加え、バーガーを握らせるたびに把持する手の様子を見ていた。

彼女は、やはり、それぞれの指腹をうまく使うという把持 (物に対して指の腹を水平にした把持) ではなかった。

それぞれの左指を立て、爪先で押しつける感じ。

やわらかいバーガーは潰れていった。

彼女にとって、大好きな食べ物ではあるが、形や大きさ、そして硬さに合わせた把持の仕方は学んでいなかった。学ぶことはひとりでは難しく、単にもって食べるという経験の反復だけでは困難であることをそれは語っていた。

それだけ脳の後遺症は手ごわい。

ポテトを掴むことも同じことだった。

指先でつまむことはできず、親指と人差し指の間に挟む介助が必要だった。

彼女の左手の近くにポテトを山盛りにして置いた。

すると、いわゆる鷲掴みだったが自ら取ろうという意思を見せた。

収穫は…………

彼女は挑んでいたこと。

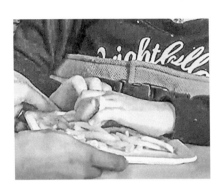

何とか手のなかにはあったが、口に入れることはできず、介助が必要だった。

もうひとつ収穫があった。

最初はダメだったバーガーも、再度挑んだ。

直接的に掴もうという意図が現れ、手が動いたことである。

（うまくいかず、介助したが）。

具体的支援から約2か月のある日

シン「○○ちゃん。どうぞ」

彼女「…………」

この日のいつもと違う試みは、ウィンナーが刺してあるフォークではなく、ごはん（軟飯）ののったスプーンの把持だった。

ここでも新しい発見があった。

すると、いつものフォークではなくても、スプーンでも把持し口へもっていってくれた。

彼女の変化をさらに見つけた。

1つ目は、食べ物が口に入る直前には彼女の視線は今までは僕の目だった。でも今回は食べ物を見続けるという時間が出てきたということだった。

とはいえ、毎回できたというわけではなかった。

この日のもうひとつの収穫は、僕がまた少し意地悪をしたことから始まった。

ごはん（軟飯）ののったスプーンを口に入るかなり手前でとめてみた。

すると、以前なら、届かなければ頭頸部をリーチングして口を近づけているところ。

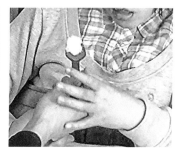

でも、今回は食具の柄に相当する僕の手に彼女の手が近づき、そして引き寄せた。

彼女の左手は少しずつ、食べものを口に運ぶという目的に合わせ動いている。

そして、柄を握るだけでなく、僕の手の甲の形に合わせるように、彼女の指先で口へ引き寄せた。

それから約3か月後のある日

シン「○○ちゃん。どうぞ」

彼女「……………」

ある日、テーブルに肘をつけ、肘を支点として単純に肘を曲げて口に運ぶという方法が、パターン化されていると思ったので、あえてテーブルを外すという設定に変化させた。

そうすることで上腕も含めて空間で保持して能動的に使うか試みた。

彼女は肩の関節を屈曲させて（空間で保持して）口に近づけるのではなく、身体を少し傾け、そして口をそのフォークへ近づけ食べた。つまり狙いは外れた。

このほか、柄のグリップの太さや、素材を変えたり、肘の上にクッションを置いて、高さを稼ぎ、結果的に口に運ぶ運動の滑らかさが変化するかなども見てみた。
結果はいずれもうまくいかず狙った変化は得られなかった。
つまり、環境設定（対象物）の変化で食べるというパフォーマンスの質的向上はなかった。

とはいえ、良い点もあった。それはもうフォークにウィンナーは刺さっていなくても、フォークをしゃぶるという行為は続いたことであった。
しゃぶり続ける行為にはフォークの把持の継続が必要だから。
介入初期ならすぐ離してしまっていたのに。
そこで食具ではない、こどもの玩具のひとつ（さっき紹介した肌色で手の形に似ている大きいフォークのような形状の物）を再度もち替えさせてみた。

シン「○○ちゃん。どうぞ」
彼女「…………」
すると、少し受け入れてくれた。
握って、しゃぶってくれる時間も増えてきた。
ちなみに、この玩具は仮に強く噛んでもプラスチックのように割れないもの性質で、口の奥に入れても安全な形状と長さだったから、安心して彼女に手渡せた。
しばらくすると、いったん玩具は手から離れた。
そこで玩具を今度は柄の部分を逆さにして把持させてみた。

シン「○○ちゃん。どうぞ」
彼女「…………」
そうすると、しばらく噛み噛みしてくれた。
とはいえ、一瞬、噛み噛みしたかと思えば、一気に放り投げるような振る舞いを見せる日は少なくなかった。

具体的支援から約4か月目のある日
シン「○○ちゃん。どうぞ」
彼女「…………」

ウィンナーを食べる行為以外にも、発見があった。

彼女は、お茶を飲むことは基本的に好きではない。だから誰がおこなっても難しい支援の場面でもある。

でもやりとりのなかで、「いいよ。飲むよ」って受け入れる意思を示す振る舞いを見つけた。

それは、彼女にウィンナーを食べた後、こちらがお茶を飲んでもらおうとある意味待ち構えているときのことだった。

彼女の眼差しは僕に向けられ、直後わずかだが、口が開き、舌が少し見えるような振る舞いを見せた。

はっと、させられた。

すかさず、お茶の乗っているスプーンを口元に近づけた。

すると、本当にごく自然に飲んでくれた。

そう、彼女の、この振る舞いを見逃さず、その瞬間にこちらもそれに応じる。

するといつもなら、1回お茶を飲むとその後は拒むことが多いが、その振る舞いを逃さないようにしていくと、何度でも飲むようなことが増えていった。

ある友人が他の重度の発達障害の食事支援の様子を見て言った言葉を思い出した。

「子どもたちにとって食べることって、コミュニケーションだよな」

特にわずかな振る舞いの意味をこちらが汲み取り、振る舞いで返す。そこに言葉はない。

でも、絶妙な「間」がそこにはあり、互いに「間」を行き来する。

この「間」については、僕（他者）と彼女（当事者）と食べ物（飲み物）という3つの要素が共有した空間のなかでつくりあげられる調和のとれた（ほどよいタイミング）時間を意味している。

（コミュニケーションってそうだよね。多くの人には当たり前のことに思えるけど、実は僕には結構難しい）。

彼女らはおそらく、彼女なりのいいよ、受け入れるよっていうサインを出している。あとはそれに僕らが気づけるかどうかだと。

具体的支援から約5か月後のある日

この頃になると柄を左手に触れさせる契機が常になくても、触れる直前で、自然

に握ろうという意図が発動し、掴むもうという意思に基づいた振る舞いはほぼ毎回見られるようになった。

とはいえ、対立動作のような摘みはまだまだできる状態にはなかった。

でも、それ以外によい変化はあった。

なにげに彼女の手の平の位置に僕の指を近づいていた瞬間にそれはおきた。

彼女は僕の人差し指をギュッと握りしめる行為をして、こちらを一瞬見た。

そのようなことは今までなかった。

僕はその瞬間ハッとさせられた。

実はそのときちょっと違うことを考えて気持ちが彼女からそれていたときだった。

彼女の指が僕に触れる。

「僕」が、ではない。

意図的に食べ物ではない対象を握ろうとする可能性をみた。

さらに、「ちょっと、どうしたん？」っていう彼女の思いの先の運動としても。

シン「○○ちゃん。さておやつしようか」

「○○ちゃん。どうぞ」

彼女「…………」

この日も小さなことだが、発見があった。

それは彼女が僕の掴んでいる食べ物を、自ら取ろうとするのではなく、僕の手ごと握り、食べものを口にもっていこうとした。類似した場面は以前1度あったが、それ以後ほとんど見られることもなかった。

それは、自らしたい行為を遂行することがうまくできなかった自分に気づき、次には他者にそれをしてもらうように、他者の手を掴み、結果を得ようとする行為…？

だとすると彼女は、今後彼女なりのしっかりとした認知的判断のうえに行為を重ねていけるという可能性を見た。

また彼女の手が、食べるという目的性に立って手の運動を企画したとも思った。

僕の手は人の手だが、彼女の目的を達成させるという視点からすると、僕の手も柄と同じであり、一つのウィンナーが付いている道具とみなしたと言えるかもし

73

れない。

彼女は今でも対象物を積極的に掴もうとしない。

とはいえ、握らせるように導くと、柄を握り、ウィンナーを口にもっていくという行為は、定着しつつあるというところまできたと感じている。

またウィンナーのついていない柄や類似した玩具についても短い時間だけど、把持するようになってきた。

具体的支援から約7か月後のある日

シン「○○ちゃん。さておやつしようか」

「○○ちゃん。どうぞ」

彼女「…………」

この日も小さなことだが、発見があった。

それは何気におこなったことからの発見だった。

いつものように左手の傍にウィンナーを誘導して食べてもらう。

何度かそれを繰り返した。

その後、同じように手渡そうと…

ゆっくりと同じ速さで、彼女の右側から身体の真ん中の位置に移動させようとしたそのとき、それはおきた。

彼女の左手は身体の真ん中の位置より右側にあるウィンナーを取ろうとする意図が発動した。

しかし、彼女は掴み損ねる。

いつもなら、掴み損ねたら、僕はそこに留まりつつ、掴めるような位置に柄をもっていってた。

そのときの僕はそこで止まらなかった。

取り損ねたことに構わず、

ウィンナーを水平移動させ左側へ動かし続けていた。

ここから驚きが始まる。

何と、彼女は追視（目で追う）だけではなく、

取り損なった左手は、通過したウィンナーをめがけて左空間へ追ってきた。

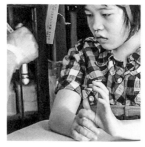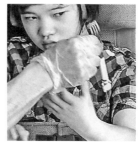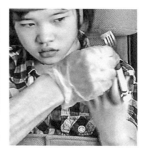

こんなことは初めてだった。
追随するという行為。
目だけなら驚かなかった。
彼女は同時に手でも追随したから驚きが隠せず、思わず声が出た。

明確な意図。
うまくできなくても。
何度も挑む意思。

この理解に言葉はいらなかった。

とはいえ、
今までの発見や驚きの数々は、当たり前の行為にまだまだ至っていない。
どれもが断片。
しかし、どれもが可能性を秘めた断片。
時が満ちて自動的にそれぞれの断片が勝手につながることはおそらくない。
習慣化された行為への移行（脳の変化）は容易におこらない。
いつも驚かせてくれる彼女。
断片（振る舞い）。

言葉ではないけど、彼女は身体でいっぱい毎日僕に語りかけてくれている。

眼差し、うなだれる顔、両腕を振り上げる動き、指しゃぶり、指噛み、身体をねじり崩れる動き、仰け反る動き、しゃがみ込む動き、微笑み、あーなどの声…という記号で。

シン「○○ちゃん。さておやつしようか」
「○○ちゃん。どうぞ」
彼女：「…………」

　リハビリテーションのセラピストという立場で言うと、定型発達を経て成人になり、たとえば片麻痺患者となった場合の多くは、患者が生きてきた経験、記憶を治療道具として活用することができ、またそれを言語で表すことができる。

　つまりどのように生きてきたかということ、それがどのように変わってしまったかということについての意識経験を知ることができるから。

　その記述内容は単に生きる苦しさを語るだけではなく、どのような脳の損傷を受け、結果どのような世界の感じとりになったかという病態が見えてくるからにほかならない。病態が見えれば見えるほど、適切な治療介入の可能性が高まるからである。それは患者となった人間一人ひとりが、経験を言語化することができるからとも言える。

　この1点だけに絞ると、経験の言語化ができない彼女のような重度の発達障害の子どもたちに対するリハビリテーションは決定的に回復という観点、発達の促進という観点では不利に思う。

　しかしセラピストと重度な発達障害をもつ子どもが、仮に言葉を介して互いに知ることができないとしても、身体を介して意味を伝え合う作業は困難だが、できると思う。

　僕らが乳児の頃、母親や他者が僕らにそうしてくれたように。

　そういう意味において、言語が上で、記号（眼差し、表情、振る舞い）が下という価値づけはない。

　言語を獲得しているとしても、言葉では伝えられないという状況では無意識的に身振り手振りは出ている。とすれば、相補的関係性なのではないか。

　それに言語を介して対話できるからといって、常にみなハッピーというわけで

はない。

　言語を介して対話できるからといって、すべて理解し合えるとも限らない。

　だとしたら…

　一方が言語で他方が記号であっても、理解しようという努力が互いにある限り、対話の扉は開かれている。対話とはそういうものだと改めて思う。

　実際の支援の場面（僕の介助で彼女がウィンナーを食べたり、お茶を飲んだりする場面）で、僕は彼女に言葉をかける。そして彼女は無言だが、記号で応える。

　このときの彼女の記号。

　言葉じゃないけど、彼女から発せられた言葉と同じ価値のある記号。

　僕が、なぜ彼女が無言であっても、その日の表情、振る舞いをあのように解釈したのか。

　ただ僕自身が生きてきた経験を基に、そう思っただけかもしれない。

　同じ人間であれば、きっとそういう言葉にした、ただそれだけかもしれない。

　彼女のなかに、幼い頃の僕自身を見出し、重ね合わせ、似たシチュエーションのイメージが想起されたのかもしれない。

　そしてそれを言語化したのかもしれない。

　そうあって欲しいという希望で想起された的外れの解釈ばかりだったかもしれない。

　正解はあるのだろうか。

　あるのは、試み続ける意思の存在だけである。

　触れられる僕（の身体）と触れる彼女（の身体）

　（僕に）触れられることで自分を感じる彼女（の身体）

　（僕に）触れることで自分を確かめる彼女（の身体）

　撫でられ、褒められる声で変化する彼女の（表情）

　眼差しを感じる僕（の身体）と眼差しを向ける彼女（の身体）、

　眼差しを向けることで自分を感じる彼女（の身体）

　眼差しを向けられることで自分を感じる彼女（の身体）

　眼差しを互いに向けていると感じることで変化する彼女（の表情）

眼差しでは見えない「間」を感じられる僕の（身体）と間を感じる彼女（の身体）

眼差しでは見えない「間」を感じることで僕を受け入れる彼女（の身体）

「間」を感じられることで、変化する彼女（の振る舞い）

動かされる感覚によって僕を感じる彼女（の身体）

動く感覚によって自分自身を感じ取る彼女（の身体）

食具をもたされる感覚のなかで現れる彼女（の表情）

食具をもつという感覚のなかで変化する彼女（の表情）

拒むときの意思を反映した彼女（のけぞりと表情）

受け入れる意思を反映した彼女（の身ののりだし、または静止とその表情）

自分と自分の間で得られる二重接触

自分と他人（物）では得られない二重接触

自分の指と口の間で得られる情動的安定

自分と他者で得られる情動的安定

自分と物では得られるにくい情動的安定

自分の口以外でも感じられる世界の感じとり…

彼女のなかで、少しずつだが、何か変わり始めているだろうか？

僕は彼女にウィンナーを単に食べさせただけ…

僕は彼女に食具を握らせていただけ…

一見食具を使って食べられるようになってきたように見えるだけ…

反復的な支援（訓練）となり、状況依存的にできるだけ…

僕は心のなかから彼女へ改めて問いかけてみる。

君は食べるときに少し左手を使おうとしてくれているね。

何かが変わってきたのかな？

君にとっての自分の手や指という存在…

食べるために使う指という存在…

その一方で君自身の指は、まだ君のしんどさを紛らわす大切な指でもあり続け

ているんだね。

　心の苦しさ（痛み）は、噛むことで生じる痛み（苦しさ）でかき消そうと。

　その姿をみると僕も痛いよ。

　もっと違う方法があるはずなんだ。

　きっと。僕、考えるね。

　君と僕らの落ち着いた世界の成り立ちのために。

　ごめんね。

　まだまだ足りなくって。

　そんな僕に合わせてくれて、いつもありがとうね。

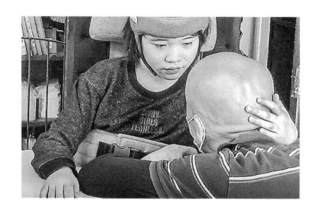

参考資料

　最後に脳のMRI画像をのせておきます。この画像は、左手で一緒に食べる支援を開始してから数か月後、ご家族のご厚意により提供していただいた貴重なデータです。

　特に急性脳症罹患（入院2日目）、急性脳症罹患（入院7日目）、急性脳症罹患（20日目）、そして急性脳症罹患から約6年後の4つの異なる時期の画像なので、非常に価値のある情報です。

　急性脳症罹患（入院7日目）から、側脳室の拡大と著明な脳溝の存在（脳の萎縮）が認められ始める。急性脳症罹患（入院20日目）でもおおむね同様の状態と言える。そして急性脳症罹患から約6年経過した画像では、全体的な大脳皮質の萎縮

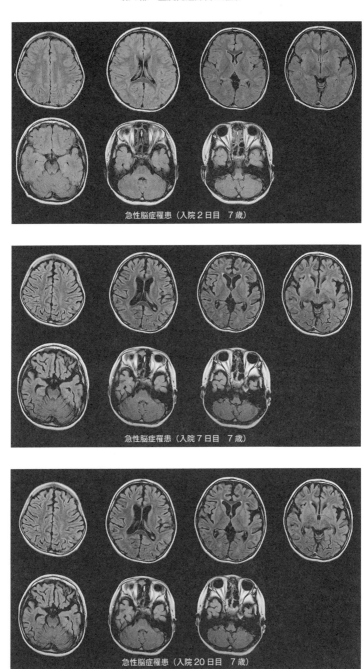

急性脳症罹患（入院2日目　7歳）

急性脳症罹患（入院7日目　7歳）

急性脳症罹患（入院20日目　7歳）

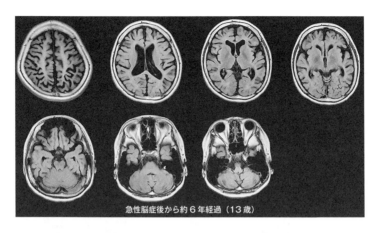

急性脳症発症後から約６年経過（13歳）

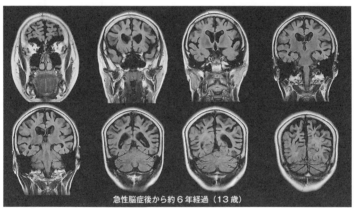

急性脳症発症後から約６年経過（13歳）

が若干進んでいるように思える。

　急性脳症罹患（入院7日目）以降の画像における萎縮を領域別でみていくと、両側の前頭葉、側頭葉、島皮質、および脳梁全体の萎縮性変化が見受けられる。左右差で言えば、左半球の頭頂葉の中心前回、中心後回付近は右よりやや萎縮しているようにみえる。これらの点を彼女の障害特性（症状）と結びつけると、身体症状として手指の巧緻性低下につながる軽度な運動・感覚麻痺（右手指の不快感を含めた異常感覚）および高次脳機能障害としては、どのように食具を、あるいは手や指を動かせばうまくいくかという思考に伴う行為の不十分さは出現しうると思える。また上記にあげた各脳領域の萎縮と脳梁の萎縮性変化は、新規な情報と既

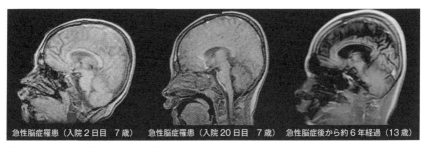

急性脳症罹患（入院2日目　7歳）　急性脳症罹患（入院20日目　7歳）　急性脳症後から約6年経過（13歳）

脳のMRI画像　矢状断による特に脳梁の厚さの変化

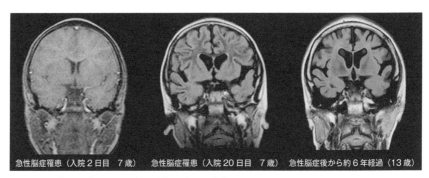

急性脳症罹患（入院2日目　7歳）　急性脳症罹患（入院20日目　7歳）　急性脳症後から約6年経過（13歳）

脳のMRI画像　冠状断による特に脳梁の厚さの変化

知の情報とのやりとりや左右の身体からの情報をもとに適切な行為をする学習過程を阻害している可能性があると思われる。また学習という観点では他の脳領域よりも小脳の萎縮は見受けられないことから、比較的粗大で非意識的な自動的な行為はできるが、より意識的で、繊細な行為の学習に影響が出る可能性も伺える。加えて脳梁の萎縮性変化は全般的な知的機能低下の程度と関連している報告[16]があることは特記すべきことと思っている。

引用文献

1) ユクスキュル，クリサート（日高敏隆・訳）：生物から見た世界．岩波文庫，2005．

2) 佐藤公治，本田慎一郎，菊谷浩至：臨床のなかの対話力．2019．

3) 水口雅：急性脳症の研究－これまでの進歩、これからの課題－．神経感染症，25巻1号，pp7-14，2020．

4) 鈴木恵子：小児の急性脳症．東京女子医大誌，第87巻，臨時増刊1号，pp54-64，2017．

5) 本田慎一郎、稲川良：食べることのリハビリテーション．協同医書出版社，pp229-268，2019．

6) 加藤昌明：てんかん患者にみられる精神症状とその原因－抗てんかん薬を中心に－．認知神経科学18巻1号，pp1-5，2016．

7) 大津真優，他：小児期側頭葉てんかんの前兆に関する臨床的研究．脳と発達33巻5号，pp409-4154，2001．

8) 山鳥重：ジャクソンの神経心理学．医学書院，pp151-176，2014．

9) 本田慎一郎：「豚足に憑依された腕」．協同医書出版社，pp145-146，2017．

10) 水口雅：急性脳症の臨床・検査・画像．小児感染免疫20巻1号，pp43-50，2008．

11) 水口雅：急性脳症の分類とけいれん重積型．脳と発達40巻2号，pp117-121，2008．

12) 高梨潤一：小児急性脳症の臨床と画像．脳と発達43巻2号，pp100-108，2011．

13) 栗原まな、他：急性脳症後遺症の検討．脳と発達43巻4号，pp285-290，2011．

14) 長井志江：認知発達の原理を探る：感覚・運動情報の予測学習に基づく計算論的モデル．BAby Science，pp22-32，2015．

15) 大平英樹：予測的符合化・内受容感覚・感情．エモーション・スタディーズ3巻1号，pp2-12，2017．

16) 山内浩：大脳皮質間のネットワーク障害と認知機能低下－脳梁萎縮を指標として－．脳卒中27巻4号，pp613-617，2005．

「重度発達障害編」を読んで。遊泳禁止、泳ぐ

長い長い散文詩です。詩なので詩です。詩を詩だと宣言するのを信じてはいけません。わたしだって、信じられません。でも、詩です。たぶん。きっと。凛々しくも。朗々と。声に出して、反響する声とともに、詩は生きています。生きて、詩はかならず身体に宿ります。だから、ここに。ここにあると信じています。最初にそう断っておきます。そうすると、いろんなことがすっきりします。

すっきりしないこともあります。この本は、セラピストと詩人の対話という要素をお腹いっぱいに含んでいます。対話はややこしいです。考えが違って対立すると、クレームになることもあります。違う考えを見せ合って、ああでもないこうでもないと話し合う、議論する、闘う、闘うといっても暴力ではなくて、見せ合って絡まっていき、ぶつかって、何か違うものが見えてくる、そんな発見が一つでもあると、楽しいかもしれない。

この世は対話です。対話で成り立っています。一人で部屋に閉じこもっている人も、対話しているはずです。自己内対話です。自問自答です。

さて、重度発達障害編を読んでいきます。対話しています。自問自答です。わたしも昔、クラとヤミで対話したことがあります。暗闇の暗と闇で、漢字だと暗くて闇があるので、クラとヤミ、軽快に。これは童話のグリとグラからの勝手にいただいた派生です。クラとヤミでキャッチボールして暗や闇を溶かしていきます。忘却する人スピックと学習する人クッピスの対話を描いたこともあります。これはスピックを逆さ読みするとクッピスに。忘却に学習を、学習に忘却を、相殺しながら合体して、新しい関係をつくります。自問自答のためならなんでもやります。

セラピストの自問自答には、意味づけ、意図探しが散りばめてあるように見

えます。謎を解明したいのだから、意味、意図を探るのは当然です。わたしだって、そうしたい。だけど、詩の淵に触れると、意味や意図は剥がれて、消えていく。

それが詩の宿命です。

剥がれたあとの景色を見つめる目線をも消していく、消えていく。言葉で表現できないことを言葉で表現する、矛盾に満ちた領域に詩はあり、その淵に触れることすら、難解です。触れたと感じた瞬間に消えていく。それでも、その淵に触れようとする熱の放射によって、詩なのではないか、詩になっているのではないかと、これか、これだわ、おおおおオオオオオと叫びたくなる波動に包まれたら、もうそれだけで、そのままずっと泳いでいたい、淵から離れずに、深く潜る、跳ねて、ときには空を泳ぐ、水のなかでなくても泳ぐ、ほかには何も必要ないと思えるのですから、詩は怖いです、魔物です。

詩は熱源であって、意味ではない。感熱することで、読み手はなんらかのなんらかを感じて、ゆさぶられる。なんらかは言葉ではない。言葉によって詩は書かれたとしても、言葉ではないなんらかに触れていたら、それは詩と呼ばれる。だから、

セラピストと詩人は意味や意図を巡って、対立関係にあるかもしれません。

でも、響く。響き合う。きっと。なぜか。謎。対立していると理解し合えない、ということではなくて、対立しているからこそ、予定調和のお仲間意識でもって楽しくやりましょうにはならず、セラピストがつかもうとする意味を詩人は剥いで、詩人が剥いだ意味をセラピストは懲りずに復活させる。それをお互い延々やる。一つの意味が剥がれては復活する延々の反復によって、一つの意味は重層化される。延々の剥がれと延々の復活の層が重なって、こなれて、より複雑な意味と非意味の対話になる。

これ、クロワッサンの製法に似ています。広げた生地にバターの層を重ね、生地

を折って伸ばした生地にまたバターの層を重ね、生地を折って伸ばした生地にま
たバターの層を重ね、何回もそれをやって、あの濃厚な重層化したクロワッサン
になる。バターの層は生地に溶け込んでいく。意味と非意味の層も複雑に濃厚に
溶け込んでいく。

そうして、意味と非意味の対立対話は新しいクロワッサンをつくる。生地とバ
ター、どちらがセラピストか詩人か、生地は見える、バターは見えなくなるか
ら、意味の見える生地がセラピストで、バターは詩人か、いやいや食べたら生地
のバターの味わい濃厚で、セラピストはバターになりたいと言うかもしれない、
いやわたしこそがバターだ、いや違う、違わない、ここは違うだろう、そうかな
あ、まあいいけど、いやバターだ、やっぱり生地のほうがいい、わたしも生地
が、そこはバターだろ、バターのことはもういいだろ、よくない、それはおかし
い攻防が延々続き、延々続く習性であって、果てがないので、ここは、そこは、
深くは考えないようにしましょう、そこにこだわると眠れなくなりそうなので。
と、つまりはクロワッサンは美味しい、芳醇な香り。

しばしの休戦後、意味と非意味の対立激化延々対話によって何がつくられるのか。

言葉は意味をもつ、としましょう。言葉をもっていない場合は、意味をもってい
ない、としましょう。あくまでも言葉における表面的な設定です。

ここでようやく彼女の登場です。彼女は現在十三歳です。彼女は「春には花が咲
く」といった意味のわかる言葉を発しません。「リンゴ」といった単語単位の言葉
も発しません。セラピストは彼女に「おはよう」と挨拶します。彼女はセラピス
トの顔を見て、黙っています。セラピストと彼女の対話は、言葉と言葉の対話で
はないから、彼女が発する表情やちょっとした動きを見て、セラピストは勝手に
解釈する。乱暴な言い方になるけれど、そう、勝手に解釈するのです。言葉で意
味を伝達されないから、意味がわからない。だから彼女の動く、動かない、拒
む、笑う、見つめる方向へと見つめて、セラピストは自問自答するのです。それ
でわかったような気になるときもあれば、わからないことも多々ある。それで
も、新しい関係をつくるためにセラピストは自問自答するのです。解釈に偏見は

ないか、そもそも間違っていないか、行ったり来たりしながら模索するのです。時間がかかる。かかりすぎて気が遠くなるかもしれません。読んでいくと、ああ、時間かかっているなあとわかります。読むのも時間かかるし。密度もある。執拗で、細々としていて、細部が、特に注目すべきでもない当たり前に見えることもあるのだけれども、当たり前を延々重ねていくと、じわじわと、あるいは急に違う景色が見えてくるのです。根気が要ります、読むのも、もちろんセラピストには根気がつきものです、必須のアイテムですから。

クロワッサンをつくるときもけっこう根気が要ります。めん棒でバター入り生地を伸ばします。わたしは以前パン屋をしていたことがあるので、よくわかります。嘘です。パンはたくさんつくっていたけど、クロワッサンはつくったことがありません。根気が要るから根気のないわたしには無理です。だからそれはセラピストに任せたい。

セラピストは言葉の意味と言葉をもたない彼女の非意味を根気よく伸ばしていきます。次第に対立激化はゆるくなり、溶け合うかに見えて、簡単にはいきません。

セラピストは自問自答へと移動し、自問自答には彼女が住み始めます。彼女は詩人のそばにいます。言葉をもたない彼女と、言葉では表現できない矛盾を抱えた詩人は、言葉の意味を剥いだ詩の淵で、言葉を介せずに語らいます。セラピストはその様子を興味深く眺め、観察しています。観察するのはセラピストの習性です。観察し、細部へと入り込み、気づくのです。

みずからの自問自答に彼女がいて、彼女と語らう詩人がいるということを。セラピストのなかに詩人が住んでいるのです。彼女と語らうならば、必然的にそうなります。

意味を探りながら、意味がわからない動きに出会います。なぜ、彼女は食べるときに自分の手を使おうとしないのか。わかりません。わからないけれども、接する機会が増えるにつれ、セラピストは自己内の詩人を通して、彼女と言葉を介しない対話をします。

セラピストは見えない言葉、意味をつかまえにいく人です。自問自答して、なんらかの成果として、彼女の動きに、新しい動きを加えていく、手助けをする人です。それが彼女にとっての喜びになることを願う人です。

詩人は見えない言葉をつかまえにいき、意味を消していく人で、つかまえては消し、確かに消した、消えた跡を追って、自問自答して、なんらかの成果として、彼女の動きに、新しい動きが現れたことに驚き、驚きの淵に立って、詩を眺めています。言葉をもたない彼女は詩です。だから彼女のそばにはいつも詩人が寄り添っています。彼女と対話するためです。彼女の言葉にならない声を聞きとるためです。彼女にとって、詩であることが、そばに詩人がいることが、喜びになる、何かの救いになることを、詩人は願う人です。ですから、

セラピストと詩人は同士です。と願う。彼女を挟んで、三人で対話します。と願う。

ここまでが前置きです。長くなりました。長い詩ですから。あきらめてください。本題に入ります。本題はめん棒で伸ばしたほうがいいかもしれません。和式、洋式のめん棒があります。形もいろいろ。どれでも好きなめん棒を選んでください。それでよく本題を伸ばしては、整え、また伸ばしては整えて、好みによっては整えなくてもいいです。

さて、最初のページから順々に読み解いてページを溶かしていくという方法もあるでしょうが、わたしはここでラストの脳画像に惹かれます。七歳で急性脳症罹患から約六年後へ、脳の萎縮の経過を何枚かの画像は語ります。圧倒的な現実です。彼女は彼女の脳の萎縮とともに成長し、さまざまな機能障害とともにある。セラピストと彼女のあいだにあるさまざまな対話もまたそれらの画像は内包している。それが前提です。厳しい前提です。前提がラストに配されてあることで、冒頭からの数々の模索がここに集約される。集約されて、またここから続いていく。そういう真摯な気持ちになる。この前提を前にして、そう、前提を前に置く、前が前に重なって、前と前が対話する。厳粛です。わたしの前置きもここに吸収される。

そうして、わたしは、重度発達障害編を前提から遡っていく。前提に対して、どのような働きかけがあったか、セラピストは脳画像を見る前に、彼女の左と右の動きの微細な違いを感じていた、彼女は自分の指を噛む、左よりも右の指を強く噛む、とセラピストには感じられた、なぜか、それは右のほうが感覚がゆるいからではないか、右の障害があるのではないか、左の萎縮は右に発現する、脳は見えない、触れられない、としても、対話は脳に達して、脳が見えてくる、言葉がなくても彼女との対話が脳に届く。脳のすべてが解明されているわけではないから、見えている脳はかぎられている、としても、厳粛な萎縮に触れた、だとしたら、強く噛むことに対して、セラピストに何ができるのか、まずは噛んでも指が傷つかないように、安全な、指の動きを極力阻害しない手袋を、対処して、それから、なぜ噛むのか、考える、自問自答する、彼女は言葉で説明しないから、何かわからない不快な出来事があって、衝動が強く噛む、衝動はなお解決しない、もがき、対話ももがく、痛む、対話も痛くなる、阻まれる、手強いし、もどかしいけれども、少しずつ、彼女の指が、指の意思が、見えてくる。食事の時間。実際編：支援者がリハビリテーションの視点をもった支援へ、対話を集めていく。

シン「さあ、○○ちゃん。そろそろおやつしようか？」彼女「……………」

シン「どうぞ」（中略）でも、彼女は自分の手を伸ばし取ろうとはしない。（中略）

シン「○○ちゃん。どうぞ。」彼女「……………」（中略）

シン「○○ちゃん。どうぞ。」彼女「……………」（中略）

シン「○○ちゃん。どうぞ。」彼女「……………」（中略）

シン「よく上手にできたね。凄いね！偉いね。」彼女「……………」（中略）

シン「○○ちゃん。どうぞ。」彼女「……………」（中略）

シン「○○ちゃん。どうぞ。」彼女「……………」（中略）

シン「○○ちゃん。どうぞ。」彼女「……………」（中略）

シン「○○ちゃん。どうぞ。」彼女「……………」（中略）

シン「○○ちゃん。どうぞ。」彼女「……………」（中略）

シン「○○ちゃん。サイコロステーキだよ。美味しいよ。どうぞ。」

彼女「……………」（中略）

シン「○○ちゃん。サイコロステーキだよ。いいんだよ、食べられるよっ！」

彼女「……………」（中略）

シン「○○ちゃん。ごめんね。わかったよ。でもじゃあ、左手でね。」

彼女「…………」（中略）

シン「○○ちゃん。今度はこれね。どうぞ。」彼女「…………」（中略）

シン「○○ちゃん。ウィンナーまだあるよ。」彼女「…………」（中略）

シン「○○ちゃん。よしよし！！」彼女「…………」（中略）

シン「これ美味しいな。右手で食べれたやん。凄いんやん。」

彼女「…………」（中略）

シン「○○ちゃん。どうぞ。」彼女「…………」（中略）

シン「○○ちゃん。どうぞ。」彼女「…………」（中略）

シン「○○ちゃん。どうぞ。」彼女「…………」（中略）

シン「○○ちゃん。どうぞ。」彼女：「…………」（中略）

シン「あら○○ちゃん。賢いな。上手。」彼女「…………」（中略）

シン「○○ちゃん。どうぞ。」彼女「…………」（中略）

シン「○○ちゃん。どうぞ。」彼女「…………」（中略）

シン「○○ちゃん。どうぞ。」彼女「…………」（中略）

シン「○○ちゃん。どうぞ。」彼女「…………」（中略）

シン「○○ちゃん。どうぞ。」彼女「…………」（中略）

シン「○○ちゃん。どうぞ。」彼女「…………」（中略）

彼女は僕の　人差し指を　ギュッと握る行為をして　こちらを　一瞬みた　その
ようなことは今まで　なかった　（中略）　僕の手ごと　握り　食べものを口に
もっていこう　と　したんだ　僕の手も　柄と　同じであり　一つの　ウィン
ナーがついてる道具　と　みなした　と　いえるかもしれない　（中略）　僕が柄
を　握らせる　ように導く　と　柄を握り　ウィンナーを口に　もっていく　と
いう行為は　定着し　つつある

シンの言葉をそのまま使って、中略、一字空白を加えて、彼女の指の意思を確かめ
てみました。中略には、地道なアプローチが刻まれています。とても重要で
す。セラピストの試行が細かく刻まれています。わたしは散文詩として（中略）と
いう表現を取りましたが、セラピストは中略してはいけません。ここが、セラピ
ストがセラピストになるための試行の結晶で、彼女に、セラピストの動きが加

わって、誘い、動きのない場面が、動きのある場面に、あきらめずに誘い、導き、彼女の本質を引き出しています。ですから、一つひとつの中略はすべて違います。少しずつ、変化しながら、彼女の無言に近づいていきます。長い月日をかけて、対話は、彼女「…………」の中身を、変えていきます。見えない言葉が、少しずつ、語られていきます。伸ばそうとしなかった手が、指が、握る、食べ物を口へと。圧巻です。目の、手の追随。感動します。可能性を秘めた断片。これが終わっても、それはまだまだ続きます。シン「○○ちゃん。さておやつしようか?」「○○ちゃん。どうぞ。」彼女「…………」

自分の経験を目に見えてわかる言葉で記述できない彼女、

について考えてみます。ここで、ずっと考えているのですが、さらに考えてみます。ここから離れても、考えています。彼女が自分で、こうしたい、ああしたい、と発声したり、今日のシン先生は忙しそうでしたと日記に書いたり、それができないから、代わりにシンが、あるいはわたしが発声し、書く、ということをしてみても、彼女ではないから彼女にはなれない。当たり前です。シンもわたしも彼女とは別人で、分身でもない。どこまで行っても、シン、彼女、わたしは三人三様の別人として、対話する。

わたしは匿名の作家を招きます。彼はどんな人でも書ける。と匿名の読者は思う。一人の作家の分身ではなく、まったくの別人を何人でも書ける。と匿名の読者は思う。だから登場人物の対話が活写される。分身同士の対話だと一人の作家に集約されてしまう。そういう作家が多い。と匿名の作家は思う。別人同士か、分身同士か、その違いがわからない読者も多い。と匿名の通行人は思う。

シンの自問自答、これは分身同士で、それでいい、と思う。自問自答の役目を果たしていて、一人のセラピストの思索を丁寧に追っている。そこに彼女が加わり、彼女の母、父が入る。母、父の視点は当然ながら家族としての歳月が加わる。長い詩が加わる。生きた歳月の詩が全体を覆う。人が増えることで、混乱してもいい。一致してもいい。シン、彼女、母、父は別人同士で、活写され、作用し合う。見えてくる可能性が記録されていて、彼女の周辺で躍起し、いろんな感

情が入り込み、交錯し、考えている、考えうる多彩な視点が、寄り集まって、詩の熱源、熱源の詩となる。

詩と向き合うとき、パラダイムが邪魔をして本質が見えなくなることは避けたいです。その時代、その時期、その瞬時を支配するかのようなパラダイムから外れてみて、何が見えるかを確かめたいのです。きっと。

と同時に、その時代、その時期、その瞬時に生きてもいるから、多様な出来事の影響を受けていて、それは避けられないから、避けずに多様な視点を浴び、何を感じるのかを確かめたいのです。きっと。

パラダイムとして、たとえば、彼女の原則や習慣を解体してみたり。セラピストの医学的な、専門的な密室作業を解体してみたり。わたしは毎日のように詩を解体しています。書いては壊し、加えて、また壊し、発芽するまで、発芽し、育つと安心できるまで。その安心が落とし穴の場合もあって、油断はできないけれども、詩とともに、わたしも少しは発芽し、育ちたいです。きっと。

それは日常から遊離するということでもない。確かに、詩は見えない領域にある。としても、まぼろしを追いかけたいわけではなくて、なんだろう、異界に触れたいという欲求はある。異界というのは、架空であったり、現実であったり、この世界と隣接している、あるいは内部にあるズレのような世界で、この世界に重複している。架空にあるならそれはまぼろし、と見ることもできるだろうけれども、架空の世界での現実という存在の仕方であって、単に外枠が架空なだけで、中身はその世界での現実だから、わたしはまぼろしだとは思っていません。多分。ここのたぶんは漢字で。

わたしは異界への発芽に関心がある。彼女は人に興味がある。アニメや絵本には興味を示さない。玩具をつかもうとはしない。自分の指には関心がある。自分の指をしゃぶり、嚙む。左片麻痺患者さんでときどき散見される「身体の無視」には当てはまらない。何に対して興味をもち、何に対して関心をもつのか、その源を探りたいけれども、それは見えない。わたしが強く興味関心ある異界も見えな

い。わたしが希求する世界なのに、見えない。見えなくても、それをひたすら希
求する。彼女の指は、わたしの異界かもしれない。異界にある指へとひたすら執
着する。異界には魔物が住んでいて、ときどき怖ろしい目に遭う。恐ろしくて詩
を閉じてしまうこともある。自分が気づかない心の深層に触れていて、それに触
れて恐ろしくなるのです。きっと。

彼女はなぜ強く指を嚙むのか。恐ろしい深層に触れているからなのか。といった
精神的な観察をしてしまう面を否定できないのだけれども、理由はぜんぜん違う
のかもしれなくて、自分の精神も外して、思考も外して、何もないクリアな状態
で、対話したいと願います。既成のパラダイムを外す、ということにも繋がって
いきます。感情も思考もなくして対話する。そんなことができるのかという懐疑
はあります。あっても、できるだけ、既成の、社会という外部の既成、自分の内
部の既成、全部外して詩を書きたいという、究極の願望があります。きっと。
きっとの多用をやめる。既成になってしまうから。

彼女は彼女の頭部にかけられたタオルをなぜ手で振り払わないのか。何度試みて
みても、タオルはそのままで、タオルは動かない。セラピストは、彼女が見えて
いた世界がタオルによって見えなくなれば、見たいという欲求が勝れば、手を動
かすのではないか、と期待した。それは、お腹が空けば、喉が渇けば、フォーク
やスプーンを手に取って、水の入ったコップを手に取って、お腹を、喉を、満た
す、潤す、興味の先端には、興味に向かう動きがあって、その動きを狙ったタオ
ルテストだった。それは生後6、7か月頃の検診時におこなうハンカチテストから
派生している。

抜粋。赤ちゃんをあお向けに寝かせ、顔に厚手のハンカチをかけ、それを手で取
り除くことができるかどうかをみる検査のことだね。定型発達であれば、即座に
手で取り除くことができるんだったね。だけど、仮にタオルを手でとるのに時間
がかかったり、反応しない場合は、精神発達の遅れ（知的な障害）あるいは運動障
害を疑うというのが診断的な見立てということのようだね。

彼女は何もしなかったわけではない。わたしだって、そうだ。手は使わない。両

腕を振り上げた。両腕を下した。わたしもそうした。タオルは動かない。首と体全体を左右に大きくゆさぶった。わたしも。手は動かない。タオルは動かない。セラピストは彼女の左肩をポンポン軽く叩いてみた。反応はない。彼女の名前を呼んだ。すると、セラピストのほうへと振り向いた。わたしも。タオルは動かない。視界はタオルでふさがれている。手は動かない。左肩側からではなく、正面から声をかけてみた。うなだれた顔を上げた。わたしも。それでも顔を覆うタオルはそのままで、手は動かない。

彼女の手はなぜ動かなかったのか。わたしはなぜそこにいたのか。疑問は残る。解決しない。はがゆい。手を考える。セラピストは手から派生して、手を考える。わたしはそこからここへ。手を考えるために、どんなときに首、口や舌、目、ほかの身体部位が、どんなときに、協調的な動きをするのか、主に食べるときの状況に注目して、観察して、探索反射に行き当たる。

抜粋。口唇周囲に触れたものを口のなかに入れようとする原始反射で、生得的な生理的欲求を満たすために本人の意識とは無関係で、おのずと生じるもののことだね。定型発達ではおよそ生後4〜6か月ごろには消失するものと一般的には言われているね。

食べ物が口に近づく。指しゃぶりをやめ腕を下ろし、開口することが多い。興味深いのは、まなざしの対象は、近づく食べ物ではなくて、セラピストの目であることが多い。食べ物に口が届かない場合、顔を近づけて食べようとする。わたしもそうしてみる。だけど、手は出ない。顔は近づくのに、手は出ない。手は手強い。手強いという言葉が気になる。なぜ手なのか。なぜ手から、てごわい、なのか。強敵、容易に勝てないという意味。わたしは意味と闘う。意味は常に強敵だ。手が出ないことも。指はしゃぶるのに。腕は下ろすのに。食べ物に手は出ない。顔は出るのに。

口、指、腕、まなざし、顔、手、セラピストは部位を細分化していく。動きとともに。

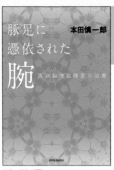

A5・594頁
定価6,050円(本体5,500円+税10%)
ISBN978-4-7639-2143-7

豚足に憑依された腕
高次脳機能障害の治療

本田慎一郎●著

**「口の中で食塊が消える」
「私の手じゃない」などと訴える患者の
詳細な病態分析と治療の記録**

様々な障害の患者に対して一つの治療理論で臨んだ，類をみない豊かな臨床の記録．これまで目を向けてこなかった患者自身の意識経験のあり方（患者の言葉）を客観的な観察と結びつける，新たな病態解釈と治療展開を詳述する．臨床の本質を考えさせられる一冊．

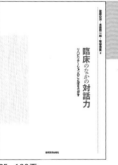

B5・188頁
定価3,300円(本体3,000円+税10%)
ISBN978-4-7639-1085-1

臨床のなかの対話力
リハビリテーションのことばをさがす

佐藤公治・本田慎一郎・菊谷浩至●著

**ことばによってことばを越える
豊かな臨床のビジョン**

ことばは人間の認知過程を変えていく！ ことばが重要な役割を演じるリハビリテーション治療の現場感覚を，心理学者，セラピスト，詩人の対話によって描き出す教科書．学術と臨床の生き生きとしたコラボレーション．セラピストのための「ヴィゴツキーによる対話理論」の絶妙な解説書でもある．

B5・196頁
定価3,300円(本体3,000円+税10%)
ISBN978-4-7639-1088-2

臨床のなかの物語る力
高次脳機能障害のリハビリテーション

最新刊

佐藤公治・田中彰吾・篠原和子・本田慎一郎・
玉木義規・中里瑠美子・三上恭平●著

**教育心理学，哲学，認知言語学，そして
リハビリテーション治療学とのコラボレーション**

人間に備わる言語による記述能力を，「自分の経験を記述し，それを創り上げていく」という意味合いを込めて「物語る能力」と捉え，その能力を治療のダイナミズムに活用するための思考方法を提言．患者の主体的な学びの可能性を拡張していく試み．

協同医書出版社 〒113-0033 東京都文京区本郷 3-21-10
Tel.03-3818-2361/Fax.03-3818-2368
http://www.kyodo-isho.co.jp/

母が加わる。

母「家でも夕飯のときに、パパが食事をしていると、近寄ってきて、チョーダイ的な意味で、口を開け、表現よくないけどイヌ食いのようなことするんですよ（頭頸部のリーチングと開口動作があったり、テーブルにある食事の皿のほうへ顔を近づけていく行為）。でも本当、手で取ろうとはしないです」

母の言葉が自問自答に加わる。対話が膨らむ。わたしも膨らむ。父が加わる。

父「興味・関心について。（娘は）脳症前は人・物（人形とスマホ）、音楽、青いものに興味・関心がありました。急性脳症後は、人と食べ物です」

父はもっとたくさん加わる。勝手に凝縮して凝縮「音楽については、脳症前に耳にしていた音楽を聴いて過去の記憶を思い出すような顔をして笑うことがあります」「スマホ画面を追うようなことはありません。触れようともしません」「脳症前では妹が生まれてからは、今までのように抱っこしてもらえないと遠慮していたようです。でも、脳症後は私を見つけては抱っこをせがみます。でも何か用事をしていたら、今はやめておこうと手を伸ばさないこともあります。目が合うとOKと認識して手を伸ばしてきます」「目について。現在は歩行中に目の前に障害物があると、しっかりよけます」「1〜2年前のことですが、足元に横線が（ふすまなど）あると、段差があるかのような感覚で足を前に出せないというときが多かったのですが、今は問題ありません」「（急性脳症前は）スマホではアプリゲームをしていましたが、今は興味を示しません」「身体の動きについて、脳症前は、膝から地につくという行動はなかったのですが、現在の家ではよくあります。布団がそこにあるのか、マットを敷いているのか、クッションがあるのかを認識していると思います。屋外のグラウンドなどではそのような行動はないので」「言葉について、脳症前は、保育所に行く前は、絵本をみて、果物や野菜の名前ははっきり言えていた。重積する発作が何度かあってから、言葉は単発になっていきました」「出る言葉は単語レベルでした。また、うまく伝えられないという場面のとき、イライラした反応として頭を床にぶつけるという行動をしていたように思います」「脳症後の言葉についてですが「あー、あー」「マン、マン、マン（最近）」はあります」

驚きがたくさん含まれていて、驚く。セラピストも驚いて「そうだね。驚きから、次は疑問に思った事柄を言葉におこし」ていく。わたしもそばに寄って眺める。眺めているうちにセラピストは「提起し、自分なりに情報収集し、解釈しながら、仮説を立てる作業が必要そうだね」となって「彼女の振る舞いがなぜ生じたのか、表層から深層へ」と掘り下げていき「単に脳の未成熟さゆえに、あるいは器質的な脳のダメージによって残存していると終わらせず、もう一歩進んで」行こうとし、行く。何度も、同じように見える地点に返り、深い層を探ろうとし、探る。脳の前提をそのままにはしない態度で、脳画像の厳しい現実からもう一歩先へと歩こうとし、歩いていく。

わたしは父の「1〜2年前のことですが、足元に横線が（ふすまなど）あると、段差があるかのような感覚で足を前に出せないというときが多かったのですが、今は問題ありません」を脳画像に重ねる。セラピストが一歩先へ行こうとするのと、彼女が苦手だった横線を歩き越えるのと、わたしも横線は苦手で横線を引かれると否定された気分になってそれを歩み越えたいと最近願っていたことと、それらが一つの景色に寄り集まって、混ざり合って解決してみたいと、願うばかりになったのです。

ここまでをざっと読み返してみて、これは散文詩になっていないかもしれません。と告白するのを信じてはいけません。と言われても、わたしは信じます。間違いました。信じません。どうだろう。信じる声と、信じない声がここにあります。ここではない場所にも、信じる、信じないがあるかもしれません。どうだろう。ここではない場所のことはわかりません。わからないのに、声がする。そんな気がします。わたしが声を集めているわけではありません。声は自然に浮遊しています。いろんな声があります。たぶん、浮遊している。軽やかに。ここにいて、ここではない場所の声も聞こえてくるのだとしたら、それはどの辺りから聞こえてくるのでしょうか。ここのどの辺りに間隙があるのでしょうか。ここの声、ここで誕生した声だけを拾い集めることはできるのでしょうか。それができれば、それ以外の声はここではない場所からの声だとわかるはずです。消去法です。

消去法で消去された声と、消去法で得た声と、ここと、ここではないと、声と場所は、断絶しました。完全に。分離しました。急性でした。脳が。急に分離したのかもしれません。好きだったアプリゲームや絵本の声は、ここではない場所にあるのかもしれません。好きだった青いものも、ここではない場所に行きました。言葉の多くも、ここから離れていきました。失ったのではないかもしれません。ただ、ここではない場所にあるのです。交通の間隙がどこにあるのかを探しています。わたしはその間隙に詩を書きます。セラピストはその間隙に動きを入れながら、動くポイントを丁寧に探しています。言葉の動き、手や足の動き、目の動きを入れていきます。言葉、手、足、目を使って、探しています。

そうして延々と「彼女の振る舞いがなぜ生じたのか、表層から深層へ」潜っていくなら、わたしも深々と潜りたい。深々と、どこまでも潜って、ここが深層と思えたら、いつの間にか浮かび上がって表層にいる日々を送り、いつしか表層と深層の区別ができなくなっていく。

たとえばそれは水。水の表層も深層も同じ水。見えている表層と見えない深層と区別できたとしても同じ水であることにはなんの影響もない。

彼女の振る舞いの表層にも水はあります。深層にも水はあります。わたしは水を見ています。同じ水です。豊かな水です。彼女は豊かな水です。

わたしも豊かでありたいし、泳ぎたいし、水でありたい。わたしにも表層があり、深層があり、あるだろう深層、ないとは、朧にも、あるよ、同じです。でも、何を考えているのか、わかりません。同じなのに、わからない。わかる言葉を発してくれないからわからないのではなくて、もともと誰の言葉もわからない。自分の言葉でさえ。わかると思っていることは、目や耳や心に届く言葉であって、心に届くとしても、ほんとうの言葉ではありません。と懐疑。

ほんとうの言葉とは何か。それは言葉ではないかもしれません。いちおう言葉の仮面をかぶっているけれども、仮面を外せば、単純に、無言かもしれません。無言と一緒に対話する。彼女と対話します。

わかることもあります。そばにはいないのに、泳いでいると、水面に、波間に、息を止めて潜れる底へ、底から戻って水面に顔を出して、青空の呼吸をしたときに、

彼女は物よりも人に興味がある様子で、好きな人を見ています。じっと見る。注視する、追視する。好きな人が遠ざかると、追視をあきらめる。好きな人がまた水面に現れて、目が合う。じっと見る。好きな人に近づく。注視する、追視する。時間が来る。デイサービスでもっと遊びたいと悲しそうな顔をする。時間を忘れて、嬉しいときは笑顔になる。時間を止めて、怒るときは痙走る声を伴うこともある。游いでいると、いろんな彼女に出会います。豊かな表情、滔々と。

滔々と、これも無言の多様さ。水の変容。

無言との対話に必要なのは、温もりでしょうか。
厳しく考えていると、厳しくなってしまうので、ここはゆるゆると、ぬくぬくと、温もりながら、
体温と同じぐらいの。動きやすい格好で、踊りながら、笑って、

温もりは伝わる。温もりの無言の熱源には詩があってほしい。と唱える。わたしは無言と語らい、無言の詩を書きたい。そんな願いを抱えています。

彼女はどんな願いを抱えているのでしょう。わたしは彼女に無言の詩を読んでもらいたい。温もりを抱いてもらいたい。きわめてまじめに、珍しいことに、このわたしが、改悛して、それで、わたしはセラピストと対話する。彼女を通して、無言で対話する。わたしたちはみな無言になり、温もりを分かち合う。そうなればいいなあと願います。

と、わたしは楽天的です。苦労して言葉を繰り出す必要もなく、無言でいればいいのですから、こんなラクなことはありません。なので、いつまでもこのラクな、楽天的な、楽天家でありたいと願っている対話の向こうで、セラピストは無言のフリをしながら「それはそのとおり」などと言いながら、実のところ「彼女

は上肢の挙上、指をしゃぶる、噛む、あるいは、床から立ち上がるときなどに手
掌面で体重を支持する、支援者の身体を自分に引き寄せるために腕や手を首に
ひっかけたりするなどの運動機能はあるもんね」と密かに呟いているのです。そ
れを密かに耳にして「そう、今言った運動機能があると、僕らは手で食べ物を掴
み、口に入れるという行為も、おのずとできると当たり前のように思っているね」
と、無言に徹するわたしのそばで、あの運動機能と、この運動機能を自然に繋い
でしまうことをやめようとしています。

そう、おのずと。できると。当たり前のように。

それらを捨てようとしています。わたしが言葉を捨てて、無言になるのと同じで
す。いまも饒舌に無言になっています。信じないかもしれないけれども、わりと
無言なほうです。過剰になると、無言が饒舌になります。無言はなかなか途切れ
ません。見えている言葉とは違う場所を無言は歩いています。セラピストが気づ
いたおのずとのそばに寄って、セラピストの動きを注視しています。おのずと。
それをまず捨てる。おのずとのない世界がパッと拓ける。と、鮮やかに見えるの
なら苦労はないのだけれども、いともたやすくとはならず、おのずとのないポイ
ントを探りながら、セラピストは急性脳症後に知的な障害が重度化したのではな
いか、自問し、自答の前に道具を組み込んでいきます。知的障害と道具としての
手。手の動きを六つの道具に分けてみたり。おのずとは解体されて。おのずとか
ら離れて。自動化された思考への疑いが、彼女の今後に活用されていきます。次
は、できるとの解体へ。その次は、当たり前のようにの解体へ。わたしはそれら
を無言のまま観察していたい。セラピストの地道な観察のそばで。ゆるゆると、
ぬくぬくと、うだうだと、ぺちゃくちゃと。

ようやく途切れたか。喜んでいいのか、悲しんでいいのか。彼女との無言のやり
とりは延々と続くのに。

またもや改悛し、反省し、ぺちゃくちゃをやめて、彼女において一つ示された自
己効力感の低下が気になる。じここうりょくかん、セルフ・エフィカシー、意味
から離れた場所から辞書を開き、意味を調べてみる。

自分がある状況において必要な行動をうまく遂行できると自分の可能性を認知していること。

と意味を読む。自分の可能性を知る、うまく遂行できると、必要な行動を。難解だ。無限に必要な行動があって、無限にうまく遂行できて、無限に自分の可能性を知る。無限を相手にするから、果てがないから、難解だ。

手の細かな動きや感じ方が鈍くなったから自己効力感の低下へ。
食べるための手の運動を企画することが困難になったから自己効力感の低下へ。

無限のなかから、何が低下するのか。
難解ななかから、何が低下するのか。
低下の意味をいったん消し去って、無限と難解を泳ぎ、それから、

好きな人には手を伸ばす。（好きな人の話は何度でも）
とてもいい感じ。それができれば、楽しい。彼女は楽しい。

好きな食べ物には手を伸ばさない。お腹が空いていても。介助を待って食べる。意味はわからない。でも、無限と難解を泳いで、少しずつ、彼女の手が、指が、好きな食べ物に、自分の気持ちから、好きだから、伸ばすことができるような、微細な動きに、温もりが、届きますように。

こんな優しい、素直な詩は書いたことがない。わたしが書く詩は、たいてい、意味を解体工場で解体したあとの、解放された世界観を目指している。解体と解放の判別ができないほどに。

遊泳禁止

チューリッヒの川にサメはいません　が、遊泳禁止です

川岸に　黒いサメのからだに斜めに四本の線が走る看板　サメを禁ずる線　サメ

を横切る川　サメを四つ又のフォークで突き刺して食べる
そうそう、食べたら禁止しなくてもいい
自由に遊泳　サメはいないけれど
いないサメを食べる　どんな味だろう　腹は満たされるか　たぶん満たされる腹
ランチでサメを食べて　そのあとで遊泳　泳ぐ人が多いので　泳ぐスペースが足
りない　だから遊泳禁止にして数を減らして
明日は朝からサメを食べて　それから遊泳したい
今夜は川を眺めながらドルフィン泳法の練習　サメよりも速く
明日の天気予報は雨
雨のなか泳ぐのはやめて　泳がないのならサメは食べない　代わりに何を食べた
らいいのか　思いつかない
美術館でジャコメッティの細長い人　あいにく月曜は休館
街をぶらぶら雨に濡れながら川に入り　泳がないけれど　浮かんでみる彫刻
眠気に誘われ　湖に流れ　この湖は全長四十キロもある　細長い湖と細長い人
ジャコメッティの重なり
果ての岸辺から電車に乗り　街に戻る　雨あがる　サメを食べようとしたらサメ
がいない　売り切れ
夜更けに映画を観ながら空腹を満たす　美味しい映画は美味しい
サメだって美味しいサメは美味しいから　サメはいませんといって禁止する　遊
泳よりもサメを食べられないように
サメは常に狙われていて　売り切れは怪しい
それにサメの調理人はサメの顔　きりりと
調理のフリして　サメを泳がせ　放し飼い　人を川に放って餌にする
遊泳禁止、信じよう
サメの餌にはなりたくない　サメはいないらしいが　真相はわからないから　黒
い影が接近　サメのかたちをしていたら　四本の線を入れないと危険
でも泳ぎたい　看板を差し替える

チューリッヒの川にサメはいます　が、遊泳自由です

泳ぎたい人は泳ぐ　サメがいようがいまいが

川に辿り着くと　川がない　川がなくても泳ぐのか　いないサメを食べられるの
なら　川だってなくても心配ない　水が干からびているのだろう　珍しくはない
干からびたままドルフィンで向こう岸に行く
せっかく練習したのだし
向こう岸に着いたら　食べたことのない料理を食べたい　サメのことを考えるの
はもう飽き飽きだから　川のあるなしは　食べてからじっくり考えるつもり　時
間はたっぷりあるし　そんなに急がなくても　今日は火曜だから美術館だって開
いている
なんなら　細長い人と一緒に泳いでもいい
細く長く　息を吸い　線を引きながら

脱線しました。彼女がいたから、わたしにも人並みの優しさが、温もりが、流れ
て、わたしは泳ぐのが好きなので、サメがいても、泳いでしまうことがありま
す。足元の横線をクリアした彼女、わたしだって、黒いサメのからだに斜めに四
本の線をクリアしたいと願い、同士のような共鳴を、感じておりました。意味は
常に遊泳し、遊泳禁止になったり、遊泳自由になったり、意味あるのかもしれな
いサメもまた川にいたり、いなかったり、サメを食べたり、飽きたり、川の水が
干からびていてもドルフィンで向こう岸に行くし、彼女の振る舞いの表層には水
があったし、深層にも水はあったし、彼女は豊かな水で、水は干からびないか
ら、チューリッヒの川よりも、ずっと水は優しい。だから、彼女と一緒に優しい
詩が書けたのです。

優しい、素直な詩。の言葉は素直で、優しいから消えないのか。見えないところ
で消えているのか。消えてまた元の場所に戻って素直な、優しい言葉になるのか。

優しい響きの言葉なら、消さずに素直にそのまま意味を取り込めばいい。という
読み方もあるのかもしれないけれども、わたしにはどうしても抵抗があって、

わたしか、こんなわたしがいるのか、どこにいたのか、わたし個人においてもわ
たしであったり僕であったり我になったり吾になったり自分になったりしなが
ら、それらすべてをここではわたしと名乗り、いや一部は自分と名乗り、ほかの

人が名乗った自分に寄りかかったりもしながら、いったん消えて元の場所に戻った同じ姿に見えるわたしもわたしであって、しかし同じとはかぎらない。同じとは言えない。優しくて素直が剥がれて消えて、また優しくて素直になる。優しい、素直な詩も、詩の周辺の景色も、同じとは言えない。『竜頭』という自詩の第七連に、

手のひらを上に向ける　手のひらを下に向ける　それで百八十度の回転　それから　手のひらを上に向ける　元の状態に戻る　まわりの景色は違う　とウミウシを飼育する　隣の壺で

急にウミウシが出てきましたが、この詩にはクリオネの老女や壺の隣にいるかもしれないアメフラシも出てくるし、君のなかにいる誰（ウミウシ）と君の自問自答もあるのですが、忘れてください。時計の竜頭（リューズ）を右へと回してウミウシと未来の話をします。海洋生物が好きなわたしより注釈。

不意に彼女の五歳の頃の画像が目に、わたしの涙を泳ぐ。それも大きな、優しい影響です。彼女は左手でスマホを操作し、右手のフォークでスパゲティーを食べることができていた。それが七歳で急性脳症に罹患して、スマホの操作も、フォーク把持して食べることもできなくなった。できること、できないこと、急に変わる。泳ぎ方も急に変わる。泳ぐ場所も。ショックがあるから、越えていくために、何ができるのか、できないのか。

わたしが対話している彼女とセラピストの対話とわたしは対話している。
セラピストが対話している彼女とわたしの対話とわたしは対話している。

いろんなバリエーションがある。

彼女が対話しているセラピストとわたしの対話とわたしは対話している。
セラピストが対話しているわたしと彼女の対話とわたしは対話している。

とりあえず、四通り並べてみましたが、もっとあるでしょうし、だから、わたし

が彼女と書くとき、それは乱暴に言えばセラピストと書いてもいいし、彼女とセラピストの対話と丁寧に書いてもいい。わたしは彼女を知らないと書くこともできる。わたしはセラピストが対話している彼女と対話しているから、たった一人の彼女は知らないとも言える。実際に、お会いしたことはありません。実際に対面するかどうかは、また違う話になるので、ここでの長い長い詩に集中して、わたしにとっての彼女は、一人の人ではなくて、いろんな人が関わって、対話して、語られる多層であり、セラピストは多層の彼女をさらに外へ、外の世界へと導く、一緒に、さらに多層を増やして、それは外へ向かうのだけれども、彼女の内部でおこっていることであり、父と対話し、母と対話し、セラピストと対話する彼女の内部での外の世界であり、ほんとうに外と繋がったときには、外へと興味のある手が伸びて、興味あるものをつかむ、その瞬間に出会いたいがために模索する対話が彼女にも、セラピストにも、父や母にも当然あって、それらすべての動きが、わたしにはすべて詩に見えます。

無言の彼女とともに過ごす人たちの、わたしも遠隔から、みんなの集積、混沌、熱源が詩であり、また、無言に見える彼女そのものの、彼女の内部の饒舌がどんなときも詩に見えます。

詩に見える事象はすべて詩にしたい。見えないのに見える、見えますと言い切る矛盾に包囲されながら。どんなときも、すべて、と威勢をつけて、自分の弱さを隠しながら。遠隔にいる気楽さをさとられないように、むずかしい顔をしているのは、成分の記載が複雑でむずかしい飲み物を飲んでいる最中であるからでもあって、再度じっくりと記載を読む。ノノリ源泉の水にハットの果実を落とし、十八日間遮光した壺のなかで眠らせる。壺はスミモ胎土のものにかぎる。(この壺はウミウシやアメフラシとは無関係です)果実が金色になれば、すりつぶしたオンシナの葉とラリッキの樹液を垂らす。今度は壺の蓋を開けたまま、できるだけ光を当てる。それを五日間。果実が白くなれば、切り刻んだキマオの鱗を入れ、マラコの湖水をたっぷりと注ぐ。そして火にかける。透明になるまでニユの棒で掻き混ぜる。ヤングルナの種子の粉末をまぶし、壺ごと冷たい地中に埋める。四十三日めに壺を引きあげる。シーラの油を一滴垂らせば、青い光を放つマクマクスルベになる。苦味があるし、口直しに再度、重度発達障害編を読む。

重度発達障害編は饒舌です。反復しながら、少しずつ角度を微細に変えながら、照射していきます。執拗な取り組みです。わずかな変化があると、さらに照射します。見える表情への観察と、見えない表情への観察が同時に進行しています。どちらの表情も多層なので、こまやかな注意を要します。彼女と実際に対面している時間が短くても、関係が続くかぎり、観察は続く。それがセラピストの習性であり、仕事です。

饒舌は、上手に話せるという意味ではないようです。おしゃべり、口数が多いという意味で、饒は有り余るほど多いを意味し、舌は言葉という意味に。だから、言葉が有り余るほど多い。誉め言葉として使いたいなら、能弁だ、雄弁だ、弁が立つ。

重度発達障害編は饒舌です。誉め言葉です。有り余るほど多い言葉があるからこそ、微細な角度を執拗に網羅します。上手に話す能弁や、堂々と話す雄弁や、巧みに話す弁が立つ必要はありません。人気が出そうな爽やかさや、きれいに聞こえる響きを目指してはいません。無駄に見えることも含めて、あらゆる可能性へのもがきであり、もがきの痕跡からさらにもがく試行錯誤の連鎖であって、それがあるからこそ見えてくる明るい変化を目指しています。

その姿勢においては、セラピストも詩人も同じです。というのは信じてください。わたしだって、信じます。ここはまじめに。いつもまっとうなので。信じられますか。信じられないときは、深呼吸してから、休憩してから、昼寝して、また休憩してから、休憩に飽きた頃に、信じますと三回ほど祈ってから、信じてください。

但し、対立は残ります。重複を承知の上で、ここは慎重に対立します。

詩人は饒舌な言葉の意味を消し、セラピストは意味を積み重ねます。詩人は消した空白のなかから明るい本質へと泳いでいきます。セラピストは積み重ねた意味のなかから明るい本質へと向かいます。わたしのように泳ぐのが好きなら、同じように泳いでいくのでしょう。サメがいても、泳ぐときは泳ぐかもしれません。

意味を消していくというのは、遊泳禁止が遊泳自由になったりする自由さがすべての言葉に波及することです。水と書いても、それは水ではないかもしれないということです。彼女と書いて、それは彼女一人を意味しないということです。彼女に関わる人たち、彼女が関わる物いろいろ、生まれてから今に至るまでの時間と経験が「彼女」になるから、セラピストはそのすべての「彼女」を饒舌に観察する必要がある人です。

彼女だけが特別ではないです。誰でも「　　」に入ります。わたしだって、入りたい。セラピストだって、入りたいでしょう。「　　」に入ると特別な感じがしますもん。でも、特別ではありません。みんな入れます。と唱える。

「　　」は空白に見えます。見えますか。見えませんか。多様な「　　」が見えますか。多様な意味が、意味を消していく、という意味です。という意味もさらに消していく、ということです。意味の消去が延々続き、さらに多様が多層に、多層が多様になっていきます。

多様な多層が饒舌に見えます。セラピストが何をすべきかは饒舌のなかにある本質を探り出すために本質を含む饒舌を構築してから本質に至ります。饒舌なしにいきなり本質に達することもあるのかもしれませんが、それはそれで仕事の時間短縮をはかれてラクだけれど、多くは、彼女からあふれる無言を追いかけて観察、対話すると、饒舌になります。

ちなみに本質は明るいです。まぶしいほどに。

まぶしくて、光の渦に巻かれて、本質を見失う、というか、そもそも探すのが、たいへんです。明るすぎるのも考えものです。だから、明るくないことも考えておきましょう。

考えてみたのですが、まぶしくて、光の渦に巻かれて、

その循環に戻される。困ったことに。ああ、困った。嘘です。そんなに困ってい

ません。人は嘘をつく。ごまかしました。わたしの嘘なのに、人のせいにしました。ごめんなさい。わたしは困っていません。本質は明るいのですから。かならずや。と願う。

と願うのは、まだ見ぬ未知を目指しているからです。未知に触れて、未知ではなくなる瞬間は発見であり、発見は明るいです。と願う。

明るくない発見も考えなくては。あるかもしれません。あるのでしょう。世紀の大発見なのに、明るくないなんて。困ってしまいます。これは嘘ではないです。と願う。

詩で、たとえば、暗黒のディストピアを描いたとしても、それは壊れたいからではありません。と願う。

ユートピアを描いて、厳しい現実を逆に照射する。
ディストピアを描いて、厳しい現実をそのまま照射する。

ユートピアもディストピアも極端な世界だけれども、描く目的があるとすれば、明るいということです。厳しい現実のままでいい、と願っているわけではない。と願う。とすれば、明るいです。と願う。

「と願う」願うは明るいに決まっています。「★」には見えない意味がいっぱいに詰まっているのだし、やっぱりわたしは意味を剥がしながら「★」をいっぱいにしたい。と願う。

と願う、の多用をやめる。既成になってしまうから。既成を剥がすことに成功したら、セラピストと祝杯を挙げましょう。彼女の笑顔とともに。と願いながら。

追記

わたしの娘は、生後5か月で点頭てんかんを発症しました。難治性のてんかん

で、原因も治療法も解明されていません。てんかんにもいろいろありますから、重度発達障害編の彼女とは発作のタイプが異なりますが、発作の前後の様子に類似した、不安、不快、怖さ、虚脱の波動を感じます。まれにケラケラ笑うこともあります。頭のなかで何がおこっているのか、脳波の乱れが笑いを誘う、なぜ笑っているのかはまったくわからないのですが、その直後に発作になる、数十秒から一分ぐらいの断続した発作が来て、その後、また笑い出すということも。でもそれはまれであって、たいていは暗雲を感じる。どんな感覚に陥るのか、長年そばにいても、代わってあげられないから、わからないとしか言えないのですが、親としては、いたたまれない、もどかしい、無力。発作を消せないのであれば、ほかのことで、少しでも楽しい時間を、と。娘とはよく一緒に泳ぎます。自力では泳げないので、彼女の両手をもって、泳ぎます。左右に揺れ、曲線を描いて泳ぎます。豊かな水と、語らいながら、今日も泳ぎます。

引用

遊泳禁止　菊谷浩至　ユリイカ 2019 年 5 月号

第2部

高次脳機能障害の臨床へ

言葉として語られた世界を言葉へ（豚足編）

いきなりだけど、目には見えないものを目で追える？

　　唐突だね。目には見えないんだから目では追えないでしょ。

じゃあ、目では追えなくても、手だったら捕まえられる？

　　だって目には見えないということは捕まえる対象がどこかわからないんだから、できないでしょ。手におえない。

じゃあ、目に見えなくても、そこにある（存在する、いる）っていう感覚って想像できる？

　　えっ？空気とかは目に見えないけど、あるよね。

確かに。空気。見えないけどあるね。じゃあ対人関係（緊張関係）でピーンとはりつめた空気、これは見える？

　　目には見えないけど、それって感じるものでしょ？

そうだね。じゃあ目で見えなくても感じることができると、ある（存在する、いる）と思うんだね。

　　そうだね。感じられれば。

もし、とり憑かれた感じがしてならないんだ！って聞かされたら驚く？

　　そりゃあ。驚くでしょ。だってとり憑かれたって、自分の身体が何者かに（他者に）乗り移られることでしょ。

そう。この乗っ取り行為の意味はわかるよね。

　　うん。当事者（本人）にとって、自分の意に反して他者（物）に侵害されるという出来事、あるいは自分が自分でなくなる事態なんだよね。

そのとおりだね。当たり前のことだけど、この手（足）は自分のものだという意識（身体所有感）や今この手（足）を動かしているのは自分自身だという意識（自己主体感）が侵害される。自己感に関わる大きな問題ということだね。

　　確かに。とり憑かれた感じがしてならないって聞かされたら、自分が自分であり続ける状態が崩されてしまう事態だもんね。

そうだね。さらに言えば、次は何に（対象は）？という問いも浮かんでくるね。

　　そう。人なのか動物なのかということだね。たとえば日本の文化と関係が
　　あるかもしれないけど、狐（きつね）はその対象としてときおり出てくる
　　ね。逆に狐は神の使者と祀られたりもするし…そういう意味ではやっぱ
　　り文化と関係があるね。

　そう。民族や社会の風習・伝統や人間の思考方法、そして価値観などの総称を
一般的には文化って言うよね。それに世代を通じて伝承されていくものも文化って
て言うとすると、それは人間の相互の交流を介した学習によってつくられたもの
とも言えるね。ということは文化って人間の意識内容に影響を与えていると思う
よ。ある文化圏によっては特定の対象は特別の意味があったりするから。

　　そうだね、どのような文化圏で生まれ、育ったかによって物事のとらえ
　　方、考え方が大きくみると異なるという点がひとつありそうだね。そのう
　　えで個々の人間が、どのような経験を人間同士、あるいは身近な動物と関
　　わってきたか。その経験次第でそれぞれ（事物）に対してどのような（快・
　　不快などの）イメージをもっているかってことは凄く関係してそうだね。

　そのとおりだね。ある対象に対してもつイメージって、個々人の経験に準拠し
ているって言えるね。今の話を頭の片隅に残しつつ、話をちょっと戻すよ。もし
とり憑く対象が狐（きつね）ではなく豚だったらどうだろう。

　　それはそれで驚くね。正直、どうして豚？？？ってね

　そう。さらにまだある。

　　まだあるの？どういうこと？

　とり憑いたのは対象そのものというより、その対象の身体の部位のひとつだっ
たりするとどうだろう。そしてとり憑かれた人間の側も、ある身体部位が現局的
にとり憑かれるという…

　　豚という生き物の存在そのものが対象となっているだけでも、ちょっと信
　　じがたいというか奇妙なのに…

　そう。奇妙だよね。たとえばとり憑いた対象は豚足。とり憑かれた対象部位は
人間の腕。

　　えっ。ここで２つのなぜ。１つは、なぜとり憑いた対象が限局的な部分
　　かってこと。２つ目はなぜとり憑かれたのは、その人の身体のある部分
　　かっていうね。素朴な疑問が浮かぶね。

　そうだね。確かに２つのなぜ？が浮かぶよね。

なんでそんな話を？　それって、答えが見つかるならそれでいいけど、答えの出ない、無意味なこともあるんじゃないの？ところで、それ架空の話？それとも実話？？？

　無意味かどうかはいろいろ考えてから判断しようよ。例に出した話は実話だよ。僕が過去に担当した患者さんの話。脳梗塞によって左片麻痺となったＡさんのね[1]。

　麻痺した左腕の治療をしているある日、Ａさんはこういったんだ。

「左腕が豚足にとり憑かれた感じがしてならないんです」

…てね。

　それはある意味ショッキングだね。Ａさんのような病気になると半身の麻痺で思いどおりに動かない腕（足）になることや腕（足）がしびれたり、感じ方が鈍くなるということはよく知られていることだけど…そんなある意味怖い感覚って…おこるんだね？

　そう。おこることあるんだよ。自分の腕（足）を自分の腕（足）のように感じなくなる（身体所有感に関する身体意識の異常）だけではなく、そこにはさらに気持ち悪さ、不快さを伴うことはあるんだ。

　そうなんだ。Ａさんの豚足に憑依された腕をもつという経験。でもその理解はそう簡単ではないし、他人にそう簡単に言えなそうだし…

　そのとおりだね。簡単じゃないし、なかなか言えない。

　誰でも初対面の人や絶対的に信頼をおける人じゃなければ、最初から自分の本音や恥ずかしいと思うことをさらけだすということはしないよね。

　そう。だって不安。そう簡単に理解してもらえないって思うから。理解してもらえないという意識の次に浮かぶのは、その人はおそらく引く。身体的に自分から遠ざかるような物理的なことだけではなく、心理的にも距離が生まれるという意味で。そうなると、馬鹿にされる、あるいは厄介なことを言う人と敬遠され今までの関係が崩れかねない…怖いよ。

　確かにね。もしそのような怖い経験について、仮に話してくれた場合は、類似したような経験があると、共感しやすかったり、言ってることの理解（受け入れ）が早いってことあるかな。

あると思うね。もちろんそのような経験がなくても想像力がある人や共感値が高い人は理解が早いかもしれない。一応僕の若かりし頃の経験談を少し聞いてくれる？　参考になると思うから。俗に言う金縛り、医学的には睡眠麻痺の話と幻覚体験の話。

睡眠麻痺って、だいたい就寝直後あたりにおこることが多いんだよね。自分の意に反して身体が動かなくなり、そのときにその身体の動かない状態は他者（物）によってつくられていると感じる体験のことだね。ときには、他人には見えないであろう対象が見えたり、その対象からの声が聞こえたりすることもあるんだね。

そう。謎の存在が身体の動きの一切を封じ込めるんだ。僕の場合は寝ているときに何度も連続でその謎の存在が現れるときがあったんだ。そしてそれが僕にはわかってきたんだ。予期できるようになるんだ。その謎の存在が僕のところへ来るというその一歩手前に…

ある日
目には見えない謎の来訪者が現れた。
自分の頭のなかである言葉が一瞬浮かんだ。
声には出していない。
その直後、謎の存在の怒鳴るような声。
また来たとはなんだ。
叫ばれたんだ。
頭のなかで叫んだ言葉なのに。
なぜ…
心を見透かされたような、それは、それは恐ろしい声。
また来たとはなんだ。

来訪者は、夜寝る際にしか現れない。
それが唯一の幸い。
毎日そして24時間続くようになると、おそらく入院。

別のある日

夜寝ているときに、何かうっすらとした人影。

どんどん迫ってきた。

そう幻視。

その直後、腹部あたりにそれがゴボッ。

入った。

確かに。

そう身体幻触。

他人は簡単に言う。

気のせいと、軽くあしらう。

軽くあしらう。

でも感じる。

全力で抗う。

でも入られる。

確かに。

腹に。

一瞬の出来事。

怖い。

生々しい経験。

幸いそのあと、体に何か異変が生じて日常生活を脅かす事態はおきなかった。

別のある日

（このままでは）死ぬ。

時間は深夜から早朝。

丁度勉強をしていた。

ふと気がつくと、

自分の部屋の壁・床すべてが私に迫ってきた。

空間はもはや空いている隙間ではなかった。

圧縮され押し潰される。

このままでは…

外へ脱出。

罵倒された。
見上げて見えたのは空だけだったらよかったのに。
電信柱が見えただけだったらよかったのに。
数羽のカラス。
彼らはこちらに向かって…
「！！！！！！！！！！！！！」
叫んできた。

ありえない。
おそらく誰もが否定。
僕の心は不安定。
でも感じてしまう。
だからリアル。

…と、このような経験の登場人物、動物、それらを取り巻いておこったいくつ
かのストーリー。ありえないね、一般的には…。でもね、僕が経験したような幻
聴、幻視や妄想などを説明する（神経心理学的病態）モデル[2]が近年注目されてい
るんだ。つまり、さっきの僕の経験は、自分の身体感が何らかの理由で揺らぎ、
自他の判別ができなくなることで生じた経験という説明になるんだ。たとえば内
言語という自身のつぶやきは通常自分の声、にもかかわらずそれを他者の声とし
て感じてしまう。あるいは自律神経系の乱れによる動機、呼吸の乱れ、腹部の違
和感などの自己内の変調にもかかわらず、それを外部の力によって生じた変調と
感じてしまうというね。だけど説明を受けることと、怖さが消えることはイコー
ルではないよ。

なるほど、それはそうだね。

それにね。このモデルは重度発達障害編で紹介した、予測学習モデルと基本的
に同じ構造なんだ。だから、このモデルは人間が何かを学ぶという仕組みや、人
間のさまざまな意識内容の理解の助けになるので、骨格として押さえておくこと
を勧めるよ。

　わかった。でもあえて言うよ。そうだとしてね。確かにシンのような経験があることによって患者さんの内観というか、生きている内的世界の理解は早いかもしれない。でも一方でその経験があるがゆえに過剰に反応してしまい、つい思い込みが強くなったり、結果的に傾倒しすぎるという可能性もないとは言えないけど…その点はどう？

　なるほど。感情が入りすぎて、ある意味客観的な、ちょっと引いて（俯瞰して）見るようなことができなくなるという弊害に関しての警告的意味あいで言ってくれてるね。それはそうだね。その側面はあるね。

　　じゃあ、具体的にセラピストとしてこの点はどうしていくべき？

　寄り添いつつ俯瞰する（同化ではなく共感、しかし埋没せず客観的な自分の存在を意識する）というバランスが大事だと思うよ。だからセラピストの観察ではクラシックサイエンス（古典科学）とロマンティックサイエンス（記述科学）の両方を観ていく[3]ということになるかな。

　　つまり、患者さんの観察では三人称（客観的）と一人称（主観的）のデータをセラピストが抽出し統合していくということだね。それには当然、二人称としての患者さんと私という関係のなかでおきることだけど…。

　そうだね。ただね、そう思うから、そう感じるっていう側面もあるしね。たとえば、シミュラクラ現象に近いかも？　知っている？

　　シミュラクラ現象？

　シミュラクラ現象って、簡単に言うとね、たとえば人間は3つの点が集まった図形や景色のなかで、顔を見出してしまう現象のことで、錯覚とも言える現象のことだよ。

　　なるほど。主にそれって逆三角形の点の場合だね。たとえば、木々の節々の配列や、ある日の満月が笑っている顔に見えたり…これは日常的にあるね、でも、ちょっと違うと思うよ。シンの経験のなかの登場してきた対象も、そう思っていたから、そう感じたのでないよね。違うよね。

　違うね。でもちょっと待ってよ。まったく的外れとも言えない…思うから感じるという、思うは、ある物ごとに関する考えという意味（こと）になるし、その考えは、学んだ知識や生きてきた経験に準拠していることだとすると一役買っていると言えない？

　　どうだろう。シミュラクラ現象は、錯覚だとすると、思うという手前で、

そう見えてしまうということだから、やはり違う気がする。

ただね、学んだ（誤った）知識という点で言えば、実在しない対象をそれがいるかもしれないという半信半疑の思いは、錯覚に潜在的な意識のレベルで影響を与えているという可能性はあるよね。

それはあるね。

それにね、実在しない対象を、つい、出た！と言う人（見えたと主張する人）と、どこに？（主張する人のように見ようとするが見えない人）と言う人の差異は錯覚につながる脳活動が過剰になりやすいタイプ、あるいは閾値の低いタイプという違いも関係ありそうだね。

それはそうかな？

まだしっくりきてないようなので、言い回しを変えてみる。人間の知覚の特性として、経験依存的要素があるということ。これは最初の方に出てきたことと関連するからいいかもしれない。知覚は、物理的世界の直接的反映ではなく、文化を含めた個々の経験の記憶が反映されていると思うんだ。なぜ文化と個々の経験を含めたかと言うと、たとえば目の前で、グラスをテーブルから落として割ってしまう出来事を目にした（遭遇した）とする。この場合、誰が割ったのかに注意が向く場合と何を割ったのかに注意が向く場合に主に分かれる。別の例ではグラスのなかには半分の水が入っている。それを、まだ半分もあると思う人と、もう半分しかないと思う人に分かれる。あるいは量的な視点ではなく、その水はいつからのもの？と新鮮かどうかに思いが向く人など。このようにある出来事に遭遇したときに、何に注意するかという傾向性は文化圏と個々の経験によって違いが出てくるからなんだ。だから最終的にある知覚を介した対象認知（それに何か）は共通かもしれないけど、情動的側面（それは自分にとって重要か否か、好きか嫌いか）のとらえ方は大きく異なるということなんだ。

なるほどね。それはそうだね。特に好きか、嫌いかという情動的側面は、最終的な判断やどう振る舞うか（行動するか）に意識下で影響を与えているってことだね。そう思うからそう感じるっていう例でシンは脱線したかと思いきや、潜在的な認知が感じることに影響を与えている可能性ととらえると繋がっているね。

そうだね。人間の知覚という特性全般と個別的な情動的な側面の両方を見ていくことが肝要ということになるんじゃないかな。

　　そうだね。Aさんとシンとの経験は類似点もあるけど、相違点もあるとい
　　うことを踏まえながらね。ところで、さっき語ってくれたシンの経験は続
　　いているの？

　いいや。今はぜんぜんなんともないからこうして話せている。だけど、あの当
時は（10代から20代の頃は特に）怖かったよ。本当。当時は誰にも話せなかった
し。だからかな？

　Aさんが語ってくれた意識内容、衝撃はあったけど、その瞬間、そんなことは
ないでしょ。嘘でしょとは思わなかったよ。

　　そうだね。まあ、いろいろ言ったけど、Aさんの意識内容について、受け
　　入れる土壌となるものがシンの心にはあったとは思っているよ。それか
　　ら、シンやAさんの訴えって症状としてとらえていいの？

　もちろん。僕の場合は一過性の精神症状だと言っていいと思う。幸い治療の必
要性があるという段階には至らなかったけど。Aさんのあの訴えは脳梗塞後のこ
とだし、とり憑かれた部位は麻痺側だったから、この症状はリハが対応可能な症
状と言えるよ。学問的（神経心理学的）にも身体意識の異常と呼ぶことができる現
象だし。

　　なるほど。学問的にそういう症状があると言われれば、目に見えないもの
　　でもある（存在する、いる）と受け入れざるを得ないね。とはいえ、それは
　　一般的に精神症状で身体の麻痺を治療対象とする一般病院のセラピストに
　　とって、同じではないし、むしろ別でしょう。

　確かに、そういう考え方もできるね。幸い僕の場合、その当時から身体と精神
（心）は別々ではないという考え方や生物学的構造としての脳は思考する器官で
あり、どのような経験をするかで、脳は変化する。脳が変化することで物事のと
らえ方（認知のあり方）は変わりうるし、行動も変化しうるという考え方も、学ん
でいたんだ。だから、そういう意味では、セラピストとしてのリハビリ観では、
身体と精神はまったく別だという考えはなかったと思うよ。つまりね、脳の損傷
によって身体に麻痺がおきると同時にその身体に関する精神症状が出るってこと
は、リンクしているって考えられることは自然だったんだ。

　　なるほどね。その点をもっているかどうかは患者さんとの関わりが大きく
　　変わりそうだね。

　そう。それから、Aさんは、とり憑かれたという経験について、語ってくれた

けど、出会ってすぐに（初めからは）、このようなことを語られることはなかったんだ。だから介入初期から、とり憑かれた腕はどのようにすれば、取り除くことができるのか？ということを考えたうえでの治療では当然なかったよ。

　　そりゃ、そうだよね。知らないんだから。片麻痺の患者さんの症状として、そんなこと誰にでもおこるの？

　どうだろうね。誰でもってことはないかもね。それにとり憑かれたっていう意識内容はレアかもしれない。だけど、一般的には理解しがたいような訴えは、あると思うよ。少なくても僕は担当した患者さんであったよ。

　　たとえば、どんな？

　麻痺した左腕は自分の腕と認識しているけど、左手だけが、自分の手ではなく、お母さんの手といって譲らなかった左片麻痺の例、麻痺した側の自分の口蓋が削げてない（実際に物理的にはあるけど）とか口に入れた食塊が左側で消えるという左片麻痺の例、自分の舌の先がない（実際に物理的にはあるけど）と訴えた右片麻痺の例…病気で足を切断していた患者さんで、ない足が痛むと訴えた例、とかね。今あげた方々の意識内容の記述は訓練によって、一定の回復（改善）が得られたと思うよ[1,4]。

　でもね、患者さんの多くは、客観的に目に見える現象について最初に訴えることが多いと思う。

　　なるほどね。いろいろな意識内容の記述が病気によってひきおこされるということだね。それから、患者さんの多くは、客観的に目に見える現象について最初に訴えるってどういう意味？

　たとえば、Aさんのように、最初に麻痺した手をもう少し何とかしてほしいって。できなくなった行為を主におこなう身体部位について訴えるということ。

　　なるほど。それで、そのAさんに話を戻すけど、リハビリの途中からそれを知ったって言ってたけど、リハビリで豚足にとり憑かれた腕はどうなったの？

　結論的には消えたよ。

　　消えた？豚足が…

　そう。大きく分けると2つの訓練によって左腕にとり憑いた豚足がね。

　　それは驚き。でもそれって即時的効果っていうやつで、リハビリが終わってからもとの状態に戻ったりしたんじゃないの？　その後のAさんはどう

なったの？

　外来リハビリが終了して、かなり経ってから自宅へ会いにいってそれは確認してきたよ。

　　　で、どうだったの？

　そうだね、端的に言うとこんな感じかな。

　リハビリを終了して約1年半経過していた。

　彼の左の腕にあの豚足が戻ってくることはなかった。

　もうあのときのような気持ち悪い感じもなかった。

　望まない筋緊張の高まりが出る腕に少し戻っていた。

　でも、豚足は消えていた。

　　　それはどういうこと？

　リハビリで学習した結果として、過去の不快な豚足はあくまで、今という時（とき）に再度刻まれ、苦しめることはなく、過去という時（とき）の思い出になった。そういうことだと思うよ。

　　　今までのことを聞く限りにおいて凄いことがAさんの脳でおきてきたみたいだね。

　そうだね。

　　　じゃあ、Aさんの話を、順を追ってもう少し詳しく聞きたくなってきた。いいかな。

　うん。わかった。豚足にとり憑かれた左腕、それはAさんにとって（ひとりの人間）の意識経験の物語とも言えるね。

　　　でもこれは単なる患者さんの物語って思ってはいけないよね。さっきの冒頭の話から言えば、とり憑かれたという事柄は目に見えない。だから目に見えないものは目で追うことも、捕まえることもできない。でもAさんのとり憑かれたという意識経験は対話によって、言葉によってある意味、視覚化される。その意味は文字としてだけではなく、語られる（言葉化される）ことによって浮かび上がる映像となり、その映像は身体に重ね合わされ感じること（想像すること）ができるようになる（体性感覚的な表象化）。さらにその意識内容を視覚化された映像は、言葉によって鮮明になるということなんだ。そうなると、目で見た経験のようにイメージ化され、僕らは追うこともできるようになる。つまり、語ることの意味、語らないこと

の意味、語り合うことの意味、語り始める意味…意味と言葉についていろいろ思索していく。これはセラピストが患者さんと対話することの意味を拡張するための物語として読んで欲しいということだね。

　そのとおりだと思う。では始めていくよ。

■すぐに語ることができることと、まだ語られぬこと

　Ａさんは、60歳代男性で利き手は右手。外出時に脳梗塞を発症したんだ。梗塞をおこした領域は右中大脳動脈領域で、主に頭頂葉領域で皮質から皮質下に及ぶ損傷を負っていたんだ。Ａさんは他院で入院して病状が落ち着いてからさらなるリハビリを希望して、自宅近くの僕が勤めていた当院に外来でフォローする運びとなったんだ。発症から約3か月で僕が担当することになったんだ。

　初回時の評価でどのような身体の状態で生活レベルはどうだったの？

　生活レベルとしては、右手で（非麻痺側）で自立しており、歩行はＴ字杖にて屋内自立、屋外は家族の見守りで可能なレベルだった。運動麻痺については、左腕は少し上がる程度で手指は常に曲がったままの状態で補助的に使える手ではなかった、（ブルンストロームステージ上肢Ⅲ、下肢Ⅳ、手指Ⅲ）。感覚麻痺については腕や手ともに表在・深部覚は共に中等度以上の鈍磨だったんだ。著明な高次脳機能障害、つまり左腕に関する意識内容にはこの時点では気づけなかった。そして僕はＡさんに尋ねたんだ。リハビリで何を望まれていますかって。

　Ａさん「（この）左（腕）手をもう少し何とかして（麻痺の回復をさせて）ほしい」

　そうですか。わかりました。

　なるほど、最初は腕や手の機能の回復を求める訴えだったんだね。

　そう、左上肢の訓練は、僕がＡさんの肩の関節を動かしながら、こんな感じがあるときは、腕がどのような軌跡を描いているでしょうか？と問いかけ、その問いに答えるためにＡさん自身が頭のなかで立てた予測（仮説）と動かされた感じの結果をすり合わせるような思考を求める課題を実施していったんだ。それから手についても同様に、触覚を介して対象物の性状を認識する訓練を実施したんだ。

どうして、そういう訓練を？

　僕たちの腕や手って単に動けばいいわけではなくて、目をいちいち頼りにしなくても意図した場所に腕を自然に伸ばしたりできるね。それに、物を優しく押さえ、かつずれない、外れないようにしっかり押さえるなど、微妙な感じとりをするなかで、日常の当たり前が成立していると思うからね。

　それに、さっきのような進め方は、実際の麻痺した手足の随意性を再び生み出すメカニズム、つまり予測学習モデルの流れに沿ったんだ。

なるほどね。

　大きくみると、さっきの2つの訓練をおこなうことで、Ａさんの腕や手は変わってきたんだ。

どういう意味？

　行為のレベルとして、左手で紙を押さえて字を書く程度のことが徐々に可能になってきたんだ。そしてＡさんは毎年、年賀状を書く習慣があったので、それを目指していくにはちょうどいい時期だった。だから機能訓練の成果の延長線上に字を書く自主練習をおこなうことにしたんだ。

なるほど、やみくもにただ回復すればいいというのではなく、現実の行為の実現のためにということだね。

　そう。そんなある日、Ａさんは、初めて左手について、そして左手を使用する行為について僕に語り始めたんだ。

■語り始める（両手使用によるリアリティについて）

　Ａさん「（先生）左手を使用するのと、使用しないのとでは…・まったく違うんです…・左手で紙を押さえるのと、文鎮では（紙を押さえるのとでは）、まったく違うのです」

何が違うのですか？

　Ａさん「（実際の左手で紙を押さえると）書いているという実感がわいてくるんです。文鎮で紙を押さえて、右手で字を書くのとはまったく違うのです。左手で紙を押さえて字を書くと、書きたいことがスラスラ頭に出

てくるので、書くのにスラスラいけます。でも文鎮で押さえていると
そうはいかないんです。文鎮で押さえていると、書かされているとい
う感じが抜けないんです。でも左手で押さえると、書いているという
実感があるのです」

…中略…

書かされている、という感覚から、書いているという実感が伴い始めたのはい
つごろからですか？

Ａさん「手紙でも書ければと思っていた残暑の頃、先生から年賀状を書くため
　　　　の練習でも…と言われて、実際に練習し始めましたね」

はい。

Ａさん「でも、すぐには紙が押さえられず実感が薄いというか、実感はなく駄
　　　　目でした。その後、手の回復も少しずつあって、（左手の）指を伸ばし
　　　　て、（右手で）左手の甲を押さえてやると、左手の手のひらが紙に密着
　　　　して、紙がずれなくなりました。この時点で肘・腕・手首に力が入る
　　　　のを感じて書けるようになりました。文鎮などの錘りを左手代わりに
　　　　使い書き始めた頃は、他力で書かされている感じでした。自分の左手
　　　　で押さえることで、他の機能も協力・共同で書いているという思いが
　　　　強くなり、書いているという実感が出てきました。

実感が出てきたんですか。素晴らしいです。

…中略…

■語ることで語られなかったことが押し出される

Ａさん「実は、この練習（機能訓練の後の年賀状を書くための書字訓練）を続けて
　　　　いくうちに肩・腕が豚足に掴まれて縛りつけられている気持ち悪さが
　　　　少しずつ消えていく変化が湧き、書くことに対して気持ちが楽になり
　　　　ました」

は？　豚足？！ですか？（戸惑いと驚きの混在）

Ａさん「そうです。豚足ですね」

もう少し詳しく教えてください。（自分の左腕が）豚足に掴まれて縛りつけられ
ていると感じ始めたのはいつからですか？　豚足とはＡさんにとってどんイ
メージですか？　教えてください。

Ａさん「倒れたときに（発症したときに）感じました」

倒れたときですか？

Ａさん「そうです。肩から腕にかけてふぁーっと引いていく感じで、すごく腕
　　　　が気持ち悪く嫌な感じになりました。豚のイメージは汚い、嫌なイ
　　　　メージです」

その豚のイメージについてもう少し教えてください。

Ａさん「ある日、沖縄にいる友人が豚足を食べないかと、豚足を家にもってき
　　　　たのです。このお土産が非常に気持ち悪かったのが印象的で記憶に
　　　　残っています。肘から下に蹄があり、途中から皮が剥げていて白い骨
　　　　が見えていました。私は結構ゲテモノ食いですが、あれだけは食べる
　　　　ことはできなかったんです」

そうですか。そんな経験をされていたのですね。知らなかったです。すいません。

Ａさん「いえいえ」

あのー…豚足の気持ち悪い感じは、出てきたり、消えたりっていうことがあるのですか？　字を書いているとき以外に（豚足は）消えることはありますか、あるいは、どういうときに再び豚足は現れますか？

Ａさん「何かに集中して両手を使っているときは（豚足にとり憑かれているという感じは）消えてますね。あとは、入浴時の裸のときは豚足の嫌な感じは消えます。現れるときは風呂上りのときに上着を着ようと思ったときから服を着てしばらく落ち着くまで続きます」

…とこういう感じだったんだ。

一つひとつのやりとりを確かめながら進んでいきたいけどいいかな。まずはＡさんの言葉でいう実感についてだけど、これはリアリティ、現実感と同じでとらえていいのかな？

僕はそう思っているよ。Ａさんにとっての実感が出始めたときって、机上に左腕をつけ、物を手の掌で押さえるというレベル、つまり利き手をサポートする裏方としての役割をおおむね担うという感覚が出てきた時期に、あの言葉は語られたんだ。

なるほど。自分の（左腕・手で物を押さえようという）意図と（押さえられているという）結果でズレがあるときは現実感が出なかった。それからＡさんの場合、意に反して、動かない腕、感じにくい腕、不快感が張りついた腕、そういう事態になると、自分感の確からしさが揺らぐんだね…これは以前も話してくれた予測学習モデルを思い出すとわかりやすいね。

そう。それからね、僕自身の例で言うと、僕は首があまりよくないんだ（頸椎の状態がよくない）。おそらくそれがひとつの原因だと思うけど、寝方が悪くて、枕から頭が外れていたりしていて、目を覚ますと、片方の腕がまったく動かない。動かそうと思っても、すぐには動かない。そのとき反対の腕で触ると、非常

に硬く、冷たくなっているように感じる…死んでいる？…この腕！って。嫌な感じが伴う意識にもなっていて映像的には青紫のような皮膚の色のようなものが浮かぶこともたびたびあったんだ（実際の皮膚の色は普通なのに）。最近はないけど。この事態は一過性の神経圧迫により、麻痺に近い状態になっていると思っているんだ。これも自分の意図（動かそうと思っても）と（一過性の麻痺によって動かないという）結果のズレの卑近な例だね。

　　　なるほど、わかりやすい喩え。脳障害はなくても、異様な意識内容になりうるということだね。意に反して動かない。それに伴い、感覚も変で、あたかも死んでいる腕のように感じると…シン自身が死んだ腕を触った経験はないにしても。

そうだと思うよ。

　　　じゃあ次は、言葉のやりとりについて。つまり対話のことだけど、シンとＡさんが互いに語るというプロセスによって、意識していなかったことが、意識の上に出てくる。基本的にそういうことがまずある、それでいい？

そうだね。いいと思うよ。自分（Ａさん）が他者（僕）へ語り、そして事後的な振り返りのようなことが脳ではおこる、すると新たな何かに気づくということもあるだろうし、語ることというよりも語り始めていくなかで、語られなかったことが、自然と押し出されるって感じもあると思うかな。さっきのＡさんであれば、後者かなと。

　　　それは潜在化されている意識内容が他者という媒体、言葉という媒体、この2つの往復書簡のような媒体を介した反復が、顕在化された意識として出てくるということでいいかな？

そうだね。僕とＡさんの関係をひとつの治療構造物としてみると、わかりやすいと思うよ。互いの脳という生物学的構造、互いの（ある事、ある物に対する）認知のあり方、そして互いの（主体者の）経験という3つの要素が相互に関係し合う立体的な構造（三角錐のようなもの）として成り立っていると仮定したことがあるんだ[4]。この三角錐の頂点の領域が互いに身体に関する意識を高め、対話で出てきた意識内容の記述ということだと思う。だからさっきの潜在化されている意識内容は点線部の領域を意味していて、他者という媒体は僕、言葉という媒体は身体に関する対話で、往復書簡のような媒体という意味は、頂点部と点線の底辺部

を行ったり、来たりするということに相当すると思うよ。

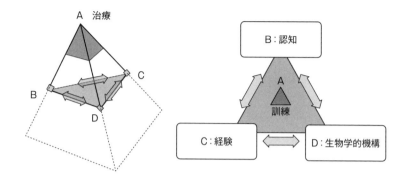

　　　**なるほど。そういうふうにみると目には見えない意識の動きが視覚化され
　　　わかりやすくなるんだね。**

　そう。それから押し出されるということは、何らかの契機が必要で、おそらく
Aさんひとりでは、そのことを自発的に言おうとはしていなかった。でも、半ば
無意識的なレベルで出番を伺っていたかどうかまではわからないけど、語ってい
るうちに、（自らの言葉によってか、僕の言葉によって徐々に）背中を押され、前に、
意識の表層に出てきたっていう感じだと思う。

　　　なるほど。シンと対話をしているうちに、この文章が浮かんだよ。

　「表現したいこととして自己の内部に漠然としてあるものを外に押し出し、形
にしていくことによって表現したいことが何であったかはっきりしてくるという
こと（木村素衛の表現行為論を佐藤が咀嚼して表現してくれたもの）[4]」

　なるほどね。その文章は、対話のやりとりで生まれる性質みたいなものと言え
るね。Aさんと僕との治療行為（身体を介して思考するという訓練）をベースにしな
がらね。それから、Aさんの病態理解につながる意識内容の顕在化には、治療行
為と自主訓練という行為の2つが繋がっているんだ。

　　　**だよね。Aさんは肩・腕が豚足に掴まれて縛りつけられている気持ち悪さ
　　　が少しずつ消えていく変化が湧いてきたって語り始めたのは、一定の機能
　　　訓練の結果が出てきた後の書字訓練のときだもんね。単に病気のことを語**

り合うだけ、あるいは機能訓練だけでもたどりつけなかったということだ
ね。

　そう。

　　ここで忘れないうちに確認しておきたい。さっきシンの言ってた、意識の
　　表層という言葉（意味）について。これは、人間の精神世界は大きく分け
　　ると表層と深層があるという考え[5,6]に従って話しているんだね。

　そうだよ。この考えでは、人は直接体験した事柄から身体感覚や感情を得てい
て、この部分を深層、そして深層の内容が言葉で表現する部分を表層として区別
しているんだ。区別といっても、両者は境界で重なり合い、かつ、深層が意味と
いう表層を下支えしているとしているところがポイントだよ。さらに言えば深層
と表層の境界で声が想定されていて、声は深層から始まり言語的意味の原初的な
働きをもっているということなんだ。

　　声って、つまり、意識の深層にあった身体を介した体験世界に関する事柄
　　や感情が呼応しながら発せられるもので、言葉になる手前のものってこと
　　でいい？

　今は段階では、それでいいと思うよ。さっきの図で言えば、点線部の領域だ
ね。でも実はこの声に関して、ここですぐに出せないだろう難しい問題がありそ
うなんだ。声は身体と一体化していて、声が言葉になってしまうと、言葉は身体
から、あるいは声から離れてしまう事態も想定されるから。そういう意味で、今
の段階はそれで…

　　わかった。ではその点はここまでね。…でも、ここまで来るのに（Aさんが
　　豚足のことを語るまで）結構な時が流れているね？

　実はそう。結構の月日が流れた。

　　それって、その期間Aさんはずっと、豚足のことを誰にも語れなかったと
　　いうことだね。

　そう。奥さんにも言ってなかったので…そういうことになるね。

　　（相手が）言わないから（こちらは）知らなかった。よく言い訳として聞く
　　ね。相手が話してくれないんだから、知ることはできないよね。尋ねても
　　尋ねた内容が曖昧であれば、曖昧な答えしか返ってこないということも当
　　然あるけどね。

　そうだね。それに聞けばかならず意識の深層へ迫り、それが意識の表層へ顔を

出す、つまり、語ってくれるという保証もないしね。対話する者同士がどういう
関係性かという点に加え、どのような対話が展開されているかという状況ってあ
る意味絶妙さってあるかもね。この絶妙さって、今はうまく説明できないけど…
後々言えるかも…

　　　ありそうだね。ただ今回の豚足の例に限って言えば、直接的にシンがＡさ
　　　んの身体の気持ち悪さについて尋ねたことによって、語られたわけではな
　　　いね。そういう意味では患者さんの苦悩の根っこ…意識内容へ（病態解釈
　　　に重要な内容のありかへ）たどりつくいくつかの道筋ってあるかもしれな
　　　いって、やはり思うね。

　そうだね。ひとつではなさそう…

　　　では次ね。シンがその後、豚足に掴まれて縛りつけられていると感じ始め
　　　たのはいつからですかと尋ねて、それは発症時から生じたものとわかり、
　　　それが過去に自分が気持ち悪いと感じた対象だったことを初めて知ったん
　　　だね。

　そう、だからこそ、不快な豚足を見たときの視覚的経験による記憶と発症時の
強烈な不快な経験が結びついた連合学習のようなことが脳でおこっていたと当時
の僕は仮説として考えたんだ（今でもそうだと思っているけどね）。

　　　そうだね。Ａさんは切実にそう語っている。だから気のせいでも、なんで
　　　もなくＡさんにとっては生々しい。リアルなんだと、まずは受け止めたん
　　　だね。

　そう。切実さって、思いの強さ、熱量があるってことだと思うけど、これも感
じるもので目には見えない。

　　　目に見えないけど、切実さには嘘くさいというものが入り込む余地はない
　　　ね。でも批判的に言うと、切実さってシンが感じたものでしょ。冒頭のほ
　　　うで、目に見えなくても、感じたらある（いる）って認める言い方したけ
　　　ど、やっぱり切実さって確かめようのないことだし、それを事実のように
　　　強調しすぎない方がいいとは思うよ。完全なシンの主観だから、信頼性に
　　　欠けると他者から言われれば反論のしようはないよね。

　そりゃ、そうだ。検証（確かめること）のできない仮説は原則却下だよね。ただ
ね、まず事実が先にあるんだ。僕が問いかけ始めたのは実感についてという事
実。そしてＡさん自身が実感を得た自主訓練の様子を自発的に語り始めたという

事実。だから豚足にとり憑かれたという記述を鵜呑みにしたわけでもなく、切実さがあったというだけで受け止めたわけではないんだ。これらの事実を関係づけた結果だよ。それから豚足にとり憑かれた腕となったのは連合学習の結果と仮説を立てたのは2つの意味があるんだ。

2つの意味。興味深い。教えて。

ひとつは今言ったＡさんが記述した内容を関係づけた結果であるということ。2つ目は、豚足にとり憑かれたという不快な意識内容は、学習の結果であるならば、また（再）学習によって不快な経験も消去できる可能性があると考えたこと。すべては治療のための仮説であるということ。そこは理解してほしい。

なるほどね。その点はわかったよ。それからＡさんの左腕に豚足が出てきたり、消えたりっていう意識内容の変化（揺らぎ）が一日のなかでもあるというのも興味深いことなんだけど、麻痺した左腕に限局されていたっていうところがさらに興味深いね。

そうだね。この症状はね、麻痺側の手足に生じた身体意識の異常と神経心理学的には言えるんだ（半身性身体意識の異常の半身幻覚の半身変容感ないしは半身異物感）。このようなものは誤認症候群とも言われ、特定の身体部位の妄想が右半球損傷と関係していると言われているんだ。また上下肢の誤認の解釈については、麻痺による上下肢の運動・感覚機能の低下を受け入れられないから生じるという仮説や、右頭頂葉損傷によって異常（矛盾）を検出する働きが低下し、左脳の辻褄を合わせようとする働きが結果として極端で突拍子のないストーリーをつくるとも言われているんだ。そして、片麻痺になるという事態は自己の喪失感が伴い、この喪失感を埋めるためには依存と攻撃対象をつくりだす必要性があり、その結果、妄想がつくられるという仮説もあるんだ。

たくさんの要素（仮説）があるね。

そうだね。これらの複数の要素が関係し合ってＡさんの豚足に憑依された腕が生まれていったと解釈しているよ。ひとつの要素が単独でその症状を生み出しているのではなくてね。

そうなんだね。実はさっきのなぜ豚足なのかについては、視覚的な不快な情動経験である豚足と発症時の不快な身体経験が結びついた仮説で一応の納得をしたけど、なぜ、とり憑かれたっていう意識内容となったのか、なぜ、それが麻痺側の腕に限局されたのかについてシンが語っていなかった

　から実は不完全燃焼的でモヤモヤしていた。**これで記述の解釈はよくわかったよ。そのこととＡさんの特徴をさらに結びつける何かはある？**

　あるよ。それは麻痺側の筋の緊張の高まり（痙性）との関連で見てみたんだ。

　どういうこと？

　ひとつ例をあげるとＡさんは入浴後の服を着ようとしたときに、すでにとり憑かれるっていう予期が生じている点。この予期の完成は、すでに発症後に着ることを試みた経験で、そう感じてしまった…という事実の想起がそうさせているね。その背景には、麻痺した片腕で着るという行為は最初からうまくいかないし、まして入浴後に肌が濡れていたりするとなおのこと。そして麻痺した腕は焦りなども加わると心理的緊張で筋緊張が高まりやすいので、できなさに拍車がかかる。この連鎖する経験が意識内容をさらに修飾させているのではないかと思うんだ。

　なるほど、つまり痙性という異常な筋緊張の高まりは意図せずに生じる。つまり意に反してというのがひとつの肝だね。

　そう。この意に反した結果的な、たとえば肘が曲がってしまうような腕の動き（筋緊張の亢進によって結果的に関節の動きが勝手に生じること）は、自分では手に負えない抵抗感として感じとり、その原因を外在化する認知のあり方（妄想的思考）による結果と言えるね。

　なるほどね。それからＡさんは、何かに集中して両手を使っているときは、豚足にとり憑かれているという感じは消えてますって語っていたね。

　正確に言うと両手でおこなう作業が自分なりに納得いくレベルになっていたということが前提にあると思うんだ。つまり左手も使う行為のときには違和感を覚えない状態になっていること。そして行為に参加できているという気持ちになるまでに左手は回復していたってこと。

　なるほど。

　つまり、自分の腕が動かせているという感覚（運動感覚）と手指の皮膚を介して対象物を押さえられている（密着し、触れている）感じという２つの要素。

　なるほど。それからどうしたの？

　うん。課題として残っていたひとつは、入浴後に生じるその不快な経験。これを変える助言などはできないものかと…しばらく考えていた。そして運動イメージは使えないかとひらめいたんだ。

運動イメージ？　運動イメージって一般的には、片麻痺の患者さんの例で言えば、麻痺した手足を健常な頃のイメージ、あるいは麻痺していない腕のイメージの感覚記憶を活用して、麻痺の回復に生かすってものじゃないの？

　基本的には確かにそう。でもね。運動イメージって、自律神経系にも関与していて、実際の運動をするときの情動的な側面も反映することは知っていたから、いけるんじゃないかと思ったんだ。当時それ以上の根拠はなかったけど。

なるほど。わかった。じゃあ具体的にどうしたか教えて。

　Ａさんに、ではお風呂から上がったとき、右手と同じように軽く気持ちよく着るイメージをしてみましょう。できるかもしれませんって、入浴後の服を着る動作の指導をしたんだ。右手から服の袖を通すイメージはどうかと。その後、右腕同様に麻痺側の左腕を袖に通す（肩甲帯が外転し、腕が伸展するような動き）という指導をね。

どうしてそういう手順を踏んだの？

　発症後、基本的な着衣動作の指導は原則麻痺側から。でも運動のイメージを活用するという観点では、非麻痺側の動きは、麻痺側の運動を改善するお手本のような意味あいがあるんだ。なぜなら、基本的に非麻痺側の腕は、麻痺側の腕にとってとり戻したい腕に限りなく近いし、服を楽に着るにはどのように腕を動かしているのかという手本になるでしょ。

なるほど。でどうだったの？

　はい、わかりました。やってみますって言ってくれ、その日の外来リハは終了し、自宅へＡさんは帰っていったんだ。で後日こういうやりとりがあったんだ。

豚足はその後どうですか？

Ａさん「意識すれば、するほど駄目です。考えないようにしようと考えている事体が駄目なんですね。気にしないようにと思えば思うほど…」

…さらに数日後…

Ａさん「それがなくなりした先生！！！　当たり前に着るんだ。以前のよう

にってやってみたんですよ。いやーイメージって大事ですね（興奮気味に語り始める）！」
「あんなに嫌だったのに、今では自分で風呂場に行って風呂を沸かすこともありますよ（笑いながら）。（豚足が）消えたんですよ」
「先生！今は豚足を出してやろう！出してやろうと意図的に思いイメージするのですが、嫌な感じはもう出てこないんですよ」

当たり前に着るんだ。以前のようにと言っていましたが、具体的にはどのようなイメージをされたのですか？

Aさん「はい。まず豚足の嫌な張りついた感じは、自分でも本当にとり憑いているのかと鏡で見たんです。でも鏡で見ても見えないから、ないじゃないかと。でも感じるんです。それで…自分を落ち着かせて…改めて右手から服の袖を通す感じはどうかと一回やってみたんです。そうしたら、楽に着れる腕の動きや衣服と滑る感じで、ああ右では軽くできるじゃないか！！！と、で…その後に左手で右腕と同じように軽いイメージをもちながら、ゆっくりやってみたんです。そしたら、腕もすっと動いて袖を通すことができたんです（興奮気味に）。軽い感じで。そのときにスーっと（豚足が）消えていったんです。消えていったんですよ」

その後は、一度も現れないのですか？

Aさん「（それ以降）まったく豚足のような嫌な感じはありません。もうこれ以上、腕は良くならなくてもいい（随意性の回復がなくても）。そう思います。豚足にとり憑かれた感じがない生活は非常にいいです。気が楽です」

発症後、初めて左手に服の袖を通したときどんな感じだったか覚えていますか？

Aさん「はい、それが上手く着れなかったんです。左腕はまったく思うように
　　　動かない。また豚足が邪魔をしている、豚足が腕に張りついているか
　　　らだ！だから上手く行かないんだ！と強く思ったんです。本当にこれ
　　　には悩まされました。寝るときもです。夜寝るとき、豚足が現れやし
　　　ないかと左肩は痛いけど、いつも下にしていました（麻痺側を下にする
　　　ような側臥位で）。今は気にせず寝れます（背臥位でも）」

それはどうしてですか？　麻痺側を下にするというのは、とり憑かれないよう
にという意味ですか？

Aさん「そうです。こんなこと誰にも、家族にも言えませんよ。誰も信じてく
　　　れませんし…でもここでこういう話ができて本当に楽になりました。
　　　腕が動く、動かないという問題よりもあの嫌な感覚から解放されるな
　　　んて精神的に違います」

…とこういうやりとりだったんだ。
　　　じゃあ、またここまででいくつか確認させてもらっていいかな？
どうぞ。
　　　最初は意識すればするほどダメっていう記述があったね。これはどう思っ
　　　ているの？
　これは何かを意識的にしようと思ったときに、ある言葉が想起され、その言葉
は何らかの表象（想像）を否応なしに喚起してしまうという作用があると思う。
たとえば、嫌なこと、苦手なことに関しては、通常意識のなかでは抵抗が生じ
る。Aさんにとって、嫌で苦手な着る行為は、抵抗する意識が立ち上がり、豚足
というマイナスイメージへ意識は向いてしまうという事態がおきていたと思う
よ。だから意識する言葉はプラスの方向性へ向かうようにしないといけなかっ
た。だけど、僕が漠然とした指導しかできなかったから、最初は運動イメージを
うまく活用できなかったと思うよ。
　　　なるほど、意識の向きをきめる言葉が重要だね。シンが具体的な言葉を提
　　　示しなかった、不十分だった。これが原因として考えられるということだ
　　　ね。

その通り。特に運動のイメージは自分の身体の動く感じが大事だと思うんだけど、強烈な不快なイメージの想起が瞬時に立ち上がりやすいという状態にあったということをあの当時の僕は考慮できていなかったと思うんだ。

　なるほどね。その可能性は十分あるよね。でも数日後に驚きの変化があったんだけど、あれはどのようにとらえているの？

Ａさんは、当たり前に着るんだ、以前のように…と言っていた。これは過去の経験の想起を意味していると思う。いったんその前に不快な記憶の想起を断ち切るために鏡で腕をみたって言ってたね。でも目で見ても、豚足は見えない（張りついた存在としてはない）けど、（あると）感じる。それを確認したうえで、麻痺していない右腕の動きをやって、こっちはいけるぞと、そのいけるイメージ（楽に腕が動く、軽く腕が動く運動感覚、服に肌が滑る気持ちのいい接触感覚というプラスの意識の向きを左腕に重ね合わせるイメージ）をもちながら、ゆっくりやってみたと。この一連のプロセスがまさに具体的実践としての方法だったと思うよ。

　つまり、自分のとり戻したい雛形となる腕の感覚経験、そしてその経験の記憶を保持しながらの左腕へイメージを移していくという実践だったということだね。これは意識の深層にある漠然としていた体験世界（情動）を言葉化することによって意識の表層へ意味づけされてイメージが顔を出したということだろうね。言葉はイメージを左腕に転移するための道具として活用された典型とみていいのかな？

いいと思う。それから、言語によって、Ａさんの意識の向きが定まったことで、豚足を惹起させないように働いたとも言えるんじゃないかと。

　なるほど、そう言えるね。それから豚足にとり憑かれた腕で生きるってことは、単に身体的な違和感の苦痛を抱えているということだけでなく、必然的に風呂場に近づけなくなったという生活範囲も狭くなっていることが明らかになったね。それが、行けるようになったという変化も凄いことだね。

そう。風呂場へ行けるようになった。豚足がもう想起されないようになったからね。

　そうだね。それから豚足を出してやろうって意図的に思いイメージしても、もう嫌な感じが出てこないって言ったね。これについては？

これはね、自分の腕を自分の腕としてとり戻す経験と共に不快な意識経験が払

拭される学習をした場合、不快な豚足の想起は、痙性という筋緊張の高まりと連動しないし、仮に筋緊張が高まっても、豚足は出現しないという切り離しができたということを意味すると思うよ。望まない学習によって生まれた豚足は、再度、リハビリを介した学習によって消すことができたということなんだ。Aさんの脳はね、アップデートされたんだ。自分の腕を自分の腕として認めてくれる脳（身体所有感という自分感の保持）、そして過去の不快な記憶はあくまで、今という時（とき）に再度刻まれることはなく、過去という時（とき）の思い出に移行した脳なんだ。これが脳のアップデートという意味だよ。それにね、脳が最新の状態というより最良っていう意味のね。

なるほど、最新という意味は、今もなお豚足がいますという状態もありうるもんね。これを学習に置き換えると、正も負もあって。負の学習経験は、本人が望まない意識経験に否応なしになってしまっていること。Aさんは豚足に憑依されていない腕に改変された状態だから正の学習と言えるわけだね。」

そうだね。

それからさらに興味深いのは、Aさんはこう言っているね。

Aさん「もうこれ以上、腕は良くならなくてもいい（随意性の回復がなくても）。そう思います。豚足にとり憑かれた感じがない生活は非常にいいです。気が楽です」

「でもここでこういう話ができて本当に楽になりました。腕が動く、動かないという問題よりもあの嫌な感覚から解放されるなんて精神的に違います」

そう。この記述がAさんの意識内容として出てくるまでには長い道のりがあるんだ。まずは自分の意図と行為の結果の比較照合としておおよそ、時間的にも空間的に一致するような経験（機能訓練）が先にあって、次に自主練習（実際の書く行為）場面で豚足にとり憑かれている感じが減少していくことに自ら気づいていくんだ。そしてこの両方の経験の上に、運動イメージを活用する経験が重なり、豚足が完全に消えた経験へシフトしていったと思うんだ。

なるほどね。完全ではまだまだないけど、意に反したという状態から意に

即した腕の状態への変化とそれに伴う意識内容の変化ということだね。

そう。それから運動イメージという治療道具の話を今しているんだけど、パッと浮かんできたのが、運動イメージは言語であるという意味について対談[4]したことなんだ。

■言葉が消えるプロセス

それが何かまた繋がってきた？

そう。つまりね。運動イメージを活用する場合、患者さんの望む行為に近づけていくために言語が、その助けになっているでしょ？

もう少し具体的には？

1つ目は、どこの身体部位に意識を焦点化するかという場面において。2つ目は、その身体部位のどのような感覚の種類のイメージに焦点化するかという場面において。3つ目は、健側の腕では（非麻痺側では）どういうイメージかという比較する場面において、4つ目に実際にやってみたときに感じた感覚とイメージしたときとの比較をする場面においてとかね…これらの比較には、実際の行為で腕がどのように動くかという空間性、どのくらいの時間で動くかという時間性、どのくらいの力加減かっていう強度という要素があると思う。これらにも言葉の助けがいるんだ。

そんなにあるんだね。

そうなんだよ。だから基本的に言葉がないと運動のイメージは、鮮明にならないし、洗練されていかないと思うんだ。

なるほどね。確かにね。運動イメージを治療道具として使う場合、言葉がどのように活用されているかがわかったよ。

うん。ここまでは多くの人が知っていることだと思うけど、今から言うことは、あまり知られていない考えかもしれない。注意深く聞いてほしい。

次第にね、運動のイメージが身体に馴染んでいくと、言語が必要なくなると思うんだ。つまり消えていく。消えていくけど消滅ではなくて、潜在的な意識の（深層の）ほうへ沈殿していく、そういう考えをもっているんだ。この考えは、当たり前の行為の最後には言葉を消さなければいけない[4]という示唆的な言葉から始まったことなんだ。

　　あったね。なるほど。この点はさっきの話で出てきた三角錐で示された治
　　療構造のシェーマを思い出すとわかりやすいね。点線部が意識の深層領
　　域、実線の三角錐が意識の表層領域、だね。この2つは対話を介して双方
　　向の意識の流れがあるってみるんだったね。

　そのとおり。

　　とすると、当たり前の行為は、いちいち言葉で考えて動いていない。すな
　　わち自動性を意味している（帯びている）から、もうこの時点で消えて（沈
　　殿して）いくということかな？

　そうだよ。だからAさんも、左腕の運動のイメージが右腕のような運動イメー
ジへ言葉を介し修正ができたことで、一気に、経験が変化し、豚足にとり憑かれ
たという言葉も同時に消えたという側面があるんじゃないかって。

　　なるほど。そうみることができそうだね。

　それにね、この一気に…ということがおこるメカニズムについては、ここで明
確にできない難しい問題だと思っているんだ。ここで言えることは深層（潜在的
な意識領域）の内容物に表層の頂点部（顕在化した学習プロセス）が関与すること
でおきていることに間違いないと思っているよ。問題提起として示しておくから記
憶として留めておいてね。この一気にという現象は臨床的には稀におこることな
んだ。その一方で身体の運動・感覚麻痺は、それほど一気にという劇的な速度で
機能的な変化をしていく結果となることは経験的には少ないんだ。

　　そうなんだ。興味深いな、じゃあいったん横に置きつつ、シンの話の続き
　　を聞こう。

　それから、これは比較なんだ。

　　どういうこと？

　Aさんは、もうこれ以上、腕は良くならなくてもいい。そう思います。豚足に
とり憑かれた感じがない生活は非常にいいです。気が楽です。…でもここでこう
いう話ができて本当に楽になりました。腕が動く、動かないという問題よりもあ
の嫌な感覚から解放されるなんて精神的に違います、と言っていたね。理想は
もっと腕が動くようになって、なおかつ豚足にとり憑かれた感じも消えているこ
と。だけど、それが無理ならば、という選択に迫られた結果なんだ。つまり自己
内対話でぶつかり合いの末に、語られた言葉があったと思うよ。目には見えない
けど。

もう少し補足してほしい。どういうこと？

豚足は消えている状態となった。腕がもっと動くようになることをまだ望む
か。嫌な感覚を抱えてもう生活しなくてもいいんだぞ。腕のリハビリを続けるの
か、区切りをつけるのか、お前はどっちを選択するんだ、という自問自答のね。

**なるほどね。本人が過ごした人生（歴史）のなかで、やっと出した結論と
も言えるということだね。そして客観的にみると、Ａさんの言葉は障害の
受容と解釈できるね。そしてさっきシンが言ったことは、Ａさん自身が障
害の受容に至るまでの自己内対話の様子を想像してくれたんだね。**

そう。病態や治療にダイレクトに関係してくる意識内容にたどりつくにも道筋
は、いくつもありそうだという話が最初のほうであったね。障害の受容に至る道
筋も、そういう意味ではいくつもあると思うね。補足しておくと、Ａさんのあの
記述後に外来のリハをすべて終了したんじゃないんだ。左腕のリハビリに区切り
をつけたということなんだ（左腕に関する障害受容）。

それってどういう意味？

それはね、（腕はもういい、今度は口のリハビリをして欲しいという）摂食・嚥下の
治療の要望がＡさんから出たという時系列的な事実があるからなるんだ。

**そうなんだね。なるほど。障害の受容って身体全体に目を向けないと見誤
る可能性があるし、身体と精神の関係に目を向けないと見誤る可能性もあ
る、そういうことを記述から読みとれるね。それからちょっと、忘れない
うちに聞いておくよ。豚足が再び現れていないかの確認作業をしたと最初
のほうに言っていたけど、どうだったの？**

追跡調査的な意味合いも含めて自宅へ確認に行った話ね。実に約1年以上ぶり
に会いに行ったんだ。目的の1つ目は治療期間を終了し、その後リハビリを一切
受けていないＡさんの意識経験がどうなっているかについての確認ね。2つ目
は、強い不快な感情を伴う経験は、一度消去されると、不快な経験を意識化させ
た情動系は痙性という異常な筋緊張と切り離されたまま（連動しないの）ではない
かという自らの仮説の検証作業ね。主要な内容は以下のようなやりとりだったん
だ。

倒れたとき、どんな状況でどんな感じが身体で生じたか、覚えていますか。記
憶って呼びおこせますか？

Ａさん「記憶はあります」

そのときのこと、ちょっと話していただけますか？

Ａさん「焼肉屋行っとってね。ちょっと部屋暑いなって。でも冬だからいいか
　　　　と。…でも、あんまり（お酒を）飲まん方がいいかなって…そうしてい
　　　　るうちに…頭…何か万力で締めつけられるような感じがになって、頭
　　　　が…こりゃ、あかんなって思っていたら、後ろへひっくり返ったんで
　　　　す。座ったまま」

そりゃびっくりしたでしょ、奥さん。

Ａさんの奥さん「最初はね、酔っぱらったんやって思ってたんです。まさか…
　　　　ね。ガタってきたんです。最初は盃が…ガタって落として…そのあ
　　　　と、30分ぐらいは寝てたんです（意識を失っているような時間）でもそ
　　　　の後、意識が戻ったから酔っただけだと思って、家族の手を借りて、
　　　　かかえて家に帰ったんです」

そうなんですね。ありがとうございます。じゃあ今度はＡさんに戻りまして…
さっき後ろにひっくり返る前に、万力であたまが締めつけられてって言ってまし
たが、手や足については何か感じることあったんでしたっけ？

Ａさん「手とか足とかはあまり記憶にないのですが、頭が万力で締めつけられ
　　　　るようで、それから…首の後ろから左の二の腕に何か圧しかかってき
　　　　たんです。その記憶がありますね。あれが一番嫌な気持ちでした」

万力で首が締めつけられる感じと同時に腕のほうにもあったんですね。

Ａさん「はい。そうです同時に…あれが今思い出しても一番気持ち悪い記憶に
　　　　なりますね」

その気持ち悪さっていうのが…

　Ａさん「あれがやっぱ、豚足…つめた豚足、骸骨が、骸骨が圧しかかってきた
　　　感じですね。五本の指があるんじゃないんですよ（興奮気味に）。何か
　　　蹄の感じで…豚足はぐっとついて、磁石のようで逃げてくれないんで
　　　す」

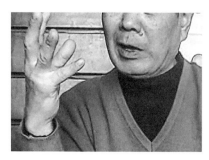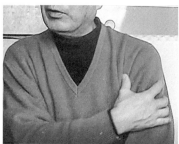

　…中略…

　少しずつ字を書く練習をし始めた頃に豚足が消え始めたって記録を見なおすと
あったのですが、（改めて聴きますが）いつごろ豚足が消えたか？　そのことにつ
いて何か覚えていますか？

　Ａさん「（訓練室で）左の手で紙を押さえられるようになったころから、ちょっ
　　　と力が出てきたころから…何か締めつけられているような意識がなく
　　　なってきたというのを覚えています」

　そうですか。それは、あれですか。圧しかかってきたという感じは身動きがと
れないというか支配されているというか、牛耳られているというかそんな感じが
あったのでしょうか。

　Ａさん「ありますね」

　腕の回復によって少し動かせるようになったという経験、つまり自分の意のま
まにと言いますか、それで自分の腕になったような気がするということもおっ
しゃっていましたが…

　Ａさん「はい、まあそんな感じです」

　それから字を書くときに自分の腕を自分の腕と実感が出てきたことが大きいと
言ってましたが…

　Ａさん「字を書くときに左手を置くと書いているって実感が湧くのがわかりま
　　　　した。左手をおくと何を書こうとしているのか、頭のなかに残り、わ
　　　　かりながら書けるんですよ。それがやはり、大きかったのでは…」

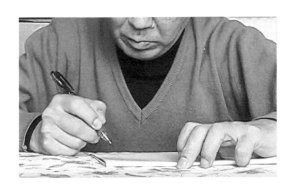

　それまでは自分の腕ではなかったということですか？

　Ａさん「そうです。自分の腕ではなかったですね」

　いわゆる豚足にとり憑かれた腕…

　Ａさん「はい。豚足…何かとり憑かれた腕」

　では、今はそういう感覚はないのですか。豚足は今どうですか？

Ａさん「今はもう（豚足は）ないです。出ることもないです」

出そうになることもない？

Ａさん「ないです」

でも、それはよかったですね。仮にもっと左腕が動けばいいのにと、左腕が奥さんの望むように使えなくても…あの気持ち悪い豚足が消えたってことはいいと…以前言ってましたね。眠るときには左腕を上にしていると、豚足が出てくるから。またわっと豚足が蘇ってこないように、とり憑かれないように左腕をいつも下敷きにしていたっていってましたね（本人は何度も頷きながら）。覚えていますか？

Ａさん「あれは本当に悩まされました。今は普通に寝れてますよ。そんなことせんでも」

お風呂のときもいってましたね。着替えるときに…

Ａさん「またとり憑かれるんじゃないかっていう…お風呂のとき、裸になると重さが消えてるけど、服の重さが乗っかると、そう思えたのですよ。今はまったく消えてます」

…中略…

では、今のＡさんの（腕の）ことをもう少し聞かせてください。ちょっと目を閉じてもらってもよろしいですか？　豚足はもうないにしろ、自分の左腕はどんな感じか、今の右腕と左腕を比べみたいんですね？　手の存在感は右手と左手はどうでしょうか？　右手はハッキリ、クッキリ見えますね？

Ａさん「はい。あります」

じゃあ、左腕は見えますか？

Ａさん「…………」

右腕ははっきりしているんですね？

Ａさん「はい。右はしっかり見えますけど、左は見えにくいですね」

右はどんな形をしているかとか…節々の曲がっている感じとか、映像もクッキリ、はっきりありますね？

Ａさん「はい。はっきりとわかります」

左はありますか？

Ａさん「左の腕はあるんですけどね、なんか指は曲がったままで…それしか浮かんできませんね」

そうですか？なんかボヤーっとしてるんですか？

Ａさん「ボヤっとしてます」

なんか…真っ白と真っ黒とか、なんですか？

Ａさん「いや、なんか霧がかかったような感じですね」

見えにくいんですね。浮かんでくるのはどこですか？

Ａさん「浮かぶのは手ですね」

手の指は5本ありますか？

Ａさん「いいえ。親指から３本しかありませんね」

その３本のどの指が一番はっきりしていますか？

Ａさん「手でも親指が一番はっきりしてます」
※ここまでがＡさんの腕に関する頭に浮かぶ表象についてのやりとり。

そうですか？今度は私が少し動かせてもらっていいですか。
※今度は、他動的に動かすことで浮かぶ腕のイメージや意識内容を知ろうとするやりとり。

Ａさん「どうぞ」

これはどうですか？
（僕がＡさんの左肩関節や肘関節、あるいは肩甲骨周囲を触知しながら動かしたり、右腕の動きと比べてその違いをきいたりするやりとりのなかで）

Ａさん「ひっぱられたような抵抗感を感じます。あとは（左腕は）すべてが重いですね。それに動かされたときは、肩甲骨に強いゴムでひっぱられるような抵抗感があって重いです。腕はひっぱられる感じがあります。右はスムーズですが左は荷物を抱えながら動かされた感じです」

…とこういうやりとりだったんだ。
　再会していくつか確認できてよかったね。
　そう。大きくは２つ。１つ目は再び豚足に憑依されたという意識経験は生じていないことが確認できたこと。２つ目は、生活行為として、つまり豚足にとり憑かれないために、左腕を常に下敷きにしなければ寝られないと思い、行動することもなくなっていたし、風呂場へ行くのは避けていたという回避行動も一度も、その後とっていないことも確認できたことかな。
　シンのいう１つ目の収穫は脳梗塞によって生じた痙性（自分の意に沿わない形で出現してしまう異常な筋緊張の高まり）は、訓練終了から約１年半経過

し、訓練終了時より麻痺側上肢の筋緊張の亢進は若干認められたんだね。でも麻痺側上肢に限局した妄想的な他者・他物から侵害されるような不快な意識経験にはなっていなかったということだね。これがさっきも出ていた脳のアップデートとして最良の状態に維持されているという意味だね。だって、麻痺側の腕の意識内容であったのは、自分の腕が重いということ。そしてツッパリ感という抵抗を感じているだけで、その抵抗を豚足が邪魔しているという妄想的思考にはあれ以来なっていないこと。そして他動的にシンに動かされたり、肘関節を伸展されるような動きの際も、荷物を何か下げているなかで動いている感じという違和感だけだったもんね。それからシンの言う2つ目の収穫については、麻痺した身体に限局した妄想的な思考にもとづく行動化も認められなかったから生活の行動範囲に狭まることなく維持されていたことがわかったということだね。

そうだね。それからね、その当時は、気づけていなかったけど、振り返るとAさんの意識内容の記述には、他の患者さんの病態理解の助けになるワードがあったと、思えるんだ。

たとえばどんな？

メタファーの解釈に至るプロセスの例をひとつね。Aさんは豚足にとり憑かれたという意識内容を違う表現でも、僕に伝えようと、こう言ってくれたんだ。

Aさん「（右腕で左の上腕を強く掴んで）グッと磁石のようで逃げてくれない」

なぜ、磁石なのか？ってこの場合考えるね。Aさんは自分の身体を介した意識内容を何とかこちらへ伝えようとしたときに、今の経験に類似したものを自分の知識や経験のなかから選択すると思うんだ。

磁石って2つの相反する性質があるよね。引き寄せる性質と反発する性質。そして引き寄せる対象物は主に鉄。このことを押さえつつ、次に進むんだ。次は、その磁石が（自分から）逃げてくれないというのだから、腕を意に沿って動かそうとしても、腕（鉄）に磁石がくっついていることで（異常な筋緊張である痙性によって）、思うように動かない強力な抵抗感を表す喩えだったと解釈できるんだ。当時はできなかったけど、今の自分ならもっと適切に聞き返しながら、この解釈により確からしさを見出せたとは思うけど…

なるほど。そういうふうに考えていくんだね。

そう。それから重さについて。普段僕らは自分の手足を重いとは感じないし、もちろん重いという意識を感じても、重さの正体を他者（物）の存在となることはないよね。僕らにとって身体の重さが意識に現れるときの典型は、体調が悪いとき（身体的あるいは精神的に疲労を強く感じているとき）だね。これは卑近な例だけど、本当はいつものように（今は）動ける状態ではない心身の状態である（となっている）にもかかわらず、自分の身体の状態が良好のときの意識（疲れていない元気な状態の意識）が予期として出てしまうことで生じると思う。これは、日常的に誰もが経験していることだけど、説明を求められると今のようになるかな。

なるほど。これも何度も出ている予測学習モデルにあてはめてみるとわかりやすいね。

そう。その一方で（Aさんのような）片麻痺の患者さんの場合は、重たいという意識内容が僕らのように疲労が回復したぐらいでは消えない。それは意図の結果の差（気持ちがあっても麻痺で思うように動けない、感じないという差）で生じていることなんだ。

それは意識内容として重いという違和感が出るときのことだね。とすると、意識内容には、時間的、空間的、強度という3つが関係していると思うけど、具体例出せる？

僕らの当たり前にできる行為（意図と結果に齟齬がない状態）を例に、テーブルの上にあるコップを取るという行為で端的に示そうか。僕らはテーブルのコップをあえてゆっくり（速く）取ることもできる（これは時間的要素ね）。もしコップの前に障害物があれば、あえて大きく遠回りするようなリーチの軌道で取ることもできるし、最短距離のまま障害物をギリギリ避けるようにして取ることもできる（これは空間的要素ね）。そしてあえて適度な力以上に力を入れて（つかみ損ねないぐらいギリギリで弱く）掴むこともできる（これ強度的要素ね）。このように僕らは意図と結果に齟齬が出ないよう状況に応じられる。仮に齟齬が出ても行為は適度にそして即座に調整することができる。

なるほど。その一方、（Aさんのような）片麻痺の患者さんで回復を目指しているレベルでは、どうなるの？

なかなか僕らのようにはならない。意図と結果に齟齬が出て、かつその齟齬を自分だけでは修正ができない。そして齟齬によって生じる抵抗感は、さっきあげ

た3つの要素のいずれかで差が出ると重いと感じる意識内容になると解釈できるんだ。ちなみに意図と結果の時間的・空間的不一致によっては，身体意識の変容や重さの知覚変容を生じさせる[7,8]という研究はすでにあるんだよ。

　なるほどよくわかった。とり憑かれるというワードが衝撃的すぎるから、戸惑うかもしれないけど、いったんそれを横において考えるとわかりやすいんだね。

　そう。でもね。実は自分のなかで疑問が残っていたんだ。なぜ時間的な齟齬が生じると、そもそも重いという経験になるんだろうって。さっきあげた研究は、重いという意識内容が立ち上がるメカニズムとして（意図と結果の照合過程で）時間的・空間的な不一致がおきているという関係づけの説明にはなっているね。でもなぜそれが重いという意識になるかの説明をしているわけではないんだ。だから、何年か前の僕は、意図に反した痙性という異常な筋緊張がひきおこす抵抗に着目したんだ。つまり、抵抗があれば、意図より時間が遅延する。各関節の運動は抵抗によって理想的な意図した最短距離の軌道、つまり空間性とならない。だからだって。その可能性は今も完全に否定しないよ。それは少し残しつつ、今はちょっと違う見方をしているんだ。

　どういうことか知りたい。

　意図の結果に関係する3つ目の要素、強度とさっきの抗（あらが）う力について考えてみたんだ。ここで言う強度は、重さに関する力感・努力感覚と考えられているけど、意図に合わせた運動単位の動員（筋の出力）と結果に置き換えてもいいと僕は思っているんだ。

　なるほど、それがAさんのような片麻痺の患者さんでどう説明ができるの？

　うん。麻痺した筋が緩い弛緩性（意に反し、ほとんど動かせない状態）であっても、筋がきつい痙性（動きはあっても、望まない動きが多分に入る、または意図していない場合でもすでに望まない力で関節は曲がっている）であっても、どちらも意図に照らし合わせた場合、ほどよい状態ではないね。これは主観的にはどちらも意図に抗う力と見なすことができるでしょ。

　なるほど。ひとつの見方としてそれはありえそうだね。つまり、（豚足に）とり憑かれた、邪魔されたという言葉と磁石がくっついて逃げてくれないという意識内容のどちらも自分に抗う力という存在だという意味でイコー

ルになるってことだね。

　そうなんだ。そういうふうに考えを進めていくとわかりやすいんじゃないかと僕は思うよ。

■意識内容の是非

　なるほどね。よくわかった。それから、ここまでのシンの話はどちらかと言うと治療の前後（合間）の対話で語られた意識経験の内容が多かったと思うんだけど、それはね、セラピストは患者さんから語られた言葉から意味を見出す作業をしていくという側面があるからね。

　そうだね。あると思うよ。でもね。言葉から意味を見出す作業がセラピストにあることは認めるにしても、治療を進めるプロセスにおいて、患者さんの意識内容の詳細や意味を知ることは重要なのか？　もっと言えば、逆に患者さんにそれを求めることは不要じゃないかという考えもあるんだ。

　そうなんだ。でもそれはごく自然なことじゃないかな。そこまで言葉を多用しなくても、（頼らなくても）患者さんは回復すると思っている人はいたっていいでしょ。だとするとシンは、患者の意識内容の記述の詳細を知ること、意味を探ることが（求めることが）不要ではないよって言える違う面をもう少し見せてほしいな。その後でも、やはり不要と判断されれば、今回は仕方がない。そう考えたら？

　わかった。そうしよう。じゃあ、今度はもう少し違う治療のなかで徐々に語られ始めたＡさんの内的世界とその治療について話していくね。

　ではお願い。

■言葉は不要なのか

　「自分の舌は死んでいます。まるで生レバーのようだ」。これはＡさんが嚥下の機能訓練をしている際に語ってくれた衝撃の言葉。

　言葉は患者さんが生きている内的な世界を表現しているってことが肝だよね。ここは、はき違えない方がいいね。衝撃の言葉が出る、出ないの差異で、患者さんの言葉に優劣や訓練の良し悪しが決まるわけではけっしてな

いから。

　当然だね。患者さんの意識内容の記述に関しては学術的にも言えることもあるんだよ。つまり（認知言語学的に）メタファー（喩え）というものは、身体性という考え方が重要な位置づけにあるとされ、言語現象は意味と関わっている。そして言語がほんとうに意味をもつのは、言語が人間の身体経験に接地しているからである[4]と考えられているからね。

　　　そうなんだね。確かに。それから、Ａさんの嚥下訓練はいつから始めたの？

　豚足にとり憑かれた感じが消失して、腕は概ねよしと本人が判断をくだした（区切りをつけた）後に、始めたという時系列だよ。

　　　なるほど。それから、さっきの記述はＡさんから嚥下訓練を要望されたときにすぐに出てきたの？

　いいや、そうじゃないよ。この記述が出てくるまでには何段階もの訓練を実施して、機能的な質的変化が出てきた、ある程度の期間が過ぎてから出てきたものなんだ。

　　　やはり、そうなんだ。じゃあ、これも順を追って聞かせて。そうすることで治療という行為のなかに対話が内包され、その過程のなかでどのようにＡさんの内的世界を表す言葉が出てきたか知ることができるね。知っただけでは足りなくて、それが回復へつながる道具として活用できるというね。

　そうだね。じゃあ、順を追って話していくね。Ａさんは、豚足に憑依された腕の違和感から解放された後、Ａさんのほうから相談をもちかけられ、嚥下訓練が始まったんだ。これはさっき言ったね。その日、Ａさんは、僕にこう言ったんだ。

　Ａさん「先生。実は相談があります」

　何でしょう。

　Ａさん「実は食べこぼしを何とかしてほしいのです。外食が恥ずかしくてできないんです。それから、風呂上がりに、おちょこ程度1杯程度の水を少しずつしか飲めないです。何とかしてほしい。思いきり飲みたいです。無理ですか？」

いいえ、やってみましょう。

…とまあ、こんな感じで始まったんだ。そしてまずは、口腔器官の観察から実施したんだ。1つ目は口唇表在覚を評価したんだ。

なぜ唇の評価を？

食べこぼすというとき、唇に感覚の障害があったら、自分では閉じているつもりでも、その閉まりが緩かったり、閉じていなかったりするという可能性があるからね。

なるほど。で、どうやったの？

方法は爪楊枝の頭部の部分で口唇に触れ、接触があったか否かを聴取したんだ。結果は左側の上下の口唇が鈍麻していることがわかったよ。なぜ爪楊枝だったかって、聞かれる前に説明しておくと、道具はなんでもよかったんだ。大事な点は、ある対象が触れたことを知覚できるかどうかということを知るというのが目的だったから。

なるほど。左側の唇の感覚麻痺っていうことだね。

そう。それから特に左側の口唇間に爪楊枝8本束ねても挟まっているという知覚が生じにくいこともあわせてわかったんだ。さらに上唇の方が下唇よりも鈍麻であったのがわかったんだ。

なるほど。これで食べこぼすというひとつの原因は浮かび上がったね。

そうだね。でもまだあくまでひとつの原因なので、次に進んだんだ。次はね、顎関節の位置覚を評価したんだ。

なぜ顎を？

口を閉じるというときは唇だけではなくて、顎の関節がしっかりと奥歯をかみしめている状態がつくれていないと結果的に食べこぼす原因のひとつになると思ったからね。それにね、後でまた説明するけど、飲み込むときの（嚥下）機能に関係しているんだ。

そうなんだ。で、どうやったの？

方法は舌圧子（木製のアイスのへら状のもの）4枚と2枚の差を上下の大臼歯間に挿入して認識できるか実施したんだ。結果は右側では即答するけど、左側はよくわからないと答えたんだ。だから続けて咬みしめたときの知覚の評価もしたんだ。方法は上下の奥歯（大臼歯間）に医療用の手袋の指の部分に硬さの異なるセラ

プラストという粘土3種をそれぞれ挿入し、硬さの違いを認識できるかを求めたんだ。結果は、粗大な2種の認識は可能だった。さらにね、口腔内知覚の対象知覚についても評価をした。方法は大きさの異なるスプーン（中・小）を挿入して大きさの認識を求めた。そしてスプーンの凹凸の向きを逆さに変えた場合の認識を求める課題をおこなったんだ。結果は、大小の大きさも凹凸の向きも認識困難であることがわかったんだ。

いろいろな評価をした結果、多くの口腔器官の問題がわかってきたね。

そうだね。まず口唇の機能として、咀嚼時に食物が口腔外へもれないよう防ぐという機能にまず問題がありそうだね。それに口唇を閉鎖することで、飲み込む際に嚥下を助けるという機能があるんだけど、感覚障害によって低下していると考えたんだ。さらにスプーンの凹凸の違いがわからないということは、舌‐口蓋（口のなかの天井）の間で生じる食塊をそのつどまとめあげるための知覚も鈍くなっていると考えられる結果だったんだ。

なるほど。このことが食べこぼすという症状やむせにつながったと解釈したわけだね。

そう。それからね、Ａさんは、おちょこ1杯程度の水しか飲めないんだ。それはどうしてかって考えていたんだ。口腔内の食べ物に見立てた対象（模擬的食塊など）の形、大きさ、硬さの認識する課題でもよくわかっていなかったことと関係あると思ったんだ。

どうして？　飲むこととそのことが関係あるって思ったの？

飲み込む際の舌の動き（舌と口蓋で食塊を圧縮して咽頭へ送りこむような舌の蠕動運動）や他の器官との協調的な動きがつくられないのではないかと考えたからなんだ。その課題は僕らのような健常な口腔器官であれば、なんの迷いもなく認識できるものだったからね。

ということは、口のなかで飲み込む過程は目では見えないけど、感じにくくなっている口腔器官の状態では、うまく飲めないけど、もし感じとれるようになれば、飲み込みが良くなるんじゃないかって考えたんだね？

そのとおり。そういう説明の仕方をＡさんの腕や手の治療でもした記憶はあるね。いいほうは（右の腕や手は）良く感じとれる。良く感じとれる腕は意に沿って動きやすい。ということは感じられるようになれば、どのように動かせばいいかということとつながっていくと思うんですっていうふうにね。

なるほど。で、まずは何をしたの？

　まずは食べこぼしの原因は口唇の閉鎖が不全で、その原因は感覚障害によって生じているのではないかという仮説を検証する作業として進めたんだ。道具は当初とは違うものに変えたり工夫はしていったんだけどね。口唇に関する訓練の1つ目は、舌圧子の厚さを識別する課題をおこなったんだ。枚数は1枚から5枚程度の差を設定し、右側と左側を比較しながら、何枚の舌圧子か認識する。また素材を柔らかく口唇の動きによって多少変化する材質のコルク素材でも同様の訓練を実施したんだ。口唇に関する訓練の2つ目は、舌圧子を他動的に動かし、その動かされた方向を識別する課題をおこなったんだ。たとえば口腔内に押し込まれる方向、抜かれる方向、上唇に圧が強くかかる上方、下唇に圧が強くかかる下方など前後左右などの方向の認識を実施したんだ。口唇に関する訓練の3つ目は、口腔内に挿入した模擬食塊を口腔外へ出す際に、口唇のどのあたりからどんなものが口腔外へ出たかについて認識を求める課題をおこなったんだ。

**　唇だけでも結構いろいろな訓練があるね。**

　そうだね。いろいろな働きが唇にはあるしね。いくつかの訓練をおこなうということは逆にそれだけ後遺症として回復させるべき課題が唇にあるってことだね。

**　なるほど。**

　それから、主に口腔内の舌と口蓋の機能に着目した訓練も実施したんだ。この訓練では大きさ・形の異なる模擬食塊の形態（球、三角錐、立方体など）を認識する課題とその模擬食塊を指示された口唇部位へ口腔内から模擬食塊を移動させ口腔外へ出すという訓練をおこなったんだ。目的は適切な一口量から咀嚼可能な量と大きさ、食塊の移動、保持の改善を狙ってね。

**　なるほど。それから？**

　次は、舌・口蓋間での硬さの異なる模擬食塊の課題を実施したんだ。そして嚥下訓練の最後として、舌の触覚を介した舌の正中線の再構築課題もおこなったんだ。Aさんの舌の正中線は左に偏移しているのがわかったから。

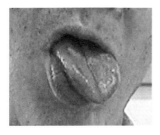 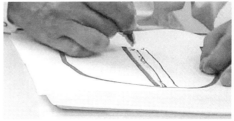

正中線って？

　ごめん。ここで言う正中線っていうのは、物理的な身体で言うと鼻、口、舌、臍って体の真ん中に位置しているでしょ。これを身体の正中線っていうんだ。実はもうひとつあって、脳のなかの正中線。一番わかりやすいのは、舌の物理的な正中線、つまり舌を普通に前に出したときに、物理的な舌の真ん中をなぞったり、点として触れたりしてもらう。通常、脳に損傷がなければ、舌の真ん中は、真ん中って感じられる。鏡で見ていなくてもね。真ん中をなぞられている、触れられているという感じとともにそれが頭に浮かぶ（体性感覚表象）。これを脳のなかにある舌の正中線というんだ。

　ということはAさんの場合、ちょうど舌の真ん中を僕が触れ、なぞると、Aさんはそこを真ん中って感じなかったってこと？

　そうなんだ。Aさんは頭のなかにある舌のイメージ（体性感覚表象）が左へ少しずれていたんだ。

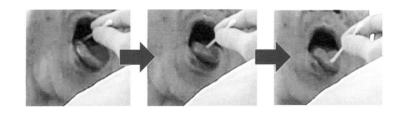

　なるほど。でもそれがズレていたとして、飲み込むという嚥下の運動にどういう影響がおきるか、今ひとつわからない。だから教えて。

　そうだね。舌は口蓋（口のなかの天井）に向かって食物を押し潰しながら波状に動いて、咽頭部へ送り出していくような運動がおきると思うんだけど、それは口

腔内の物理的な舌の正中線と口蓋の正中線が重なるように垂直に動いているということなんだ。でも脳のなかにある舌の真ん中がずれているということは物理的な口蓋の真ん中へ動いていかない可能性があって、そうなると飲み込む運動も歪んだ形となる。それがムセるひとつの原因なのではないかと考えたということだよ。この点は他の患者さんでも明らかになったことなんだ[9]。

　　　なるほど。

　それから口腔内で異なる硬さの模擬的食塊を舌と口蓋間で認識する訓練を進めるなかで、かなり模擬的な食塊の硬さの違いがわかり始め、そのことに関して克明に語ってくれるようになったんだ。その対話の一部を紹介するね。

　　　お願い。

■舌と口蓋で硬さの異なる模擬食塊を含んだときの記述

　（模擬食塊：柔らかいものをＡさんの口腔内に挿入したときに）以前はヨモギのまんじゅうが少し硬くなってあんこがブチューって潰れるような感じがしますねって言ってましたが、今日（のこれは）はどうです？（１週間以上ぶりに来院）、あるいは硬さについてでもいいのですが…

　Ａさん「今日の硬さはね。潰れるのに顎の力がいりますね。その次にアゴで力
　　　　　を少し入れると潰せるんちゃうかなって感じましたね。そしたら舌と
　　　　　アゴの力が入って連係プレーのようなことがおきてましたね」

　なるほど…それからそれから…

　Ａさん「（模擬食塊を入れた直前は、顎関節は開口しているので）天井との間が最初
　　　　　は開いているんですが、アゴの連携が入ると（閉口）徐々に狭くなっ
　　　　　て、そこから奥にも横にも広がるのがよくわかりますね。奥のほう
　　　　　へ、ビヨーンと広がりますね。今日はコンニャクに近いですね。やっ
　　　　　ぱりね。じわーっていきますけど、噛まんことには潰れませんね。手
　　　　　ごわいなって感じます」

そうですか。ではちょっと口のなかに含んだままじっとしておいてください（模擬食塊の特性として材料はセラプラストという医療用の粘土を使用しており、常温より温めると柔らかくなる性質があるので、口のなかに含んでもらう時間を長めにして待ってみる）今はどうです？

Aさん「ヨモギになってきましたね。うまそうな感じに。美味しいもんが入った感じですね」

ではこれは？（硬度の違うさらに柔らかいものを挿入）

Aさん「これはあごの力いらないですね。舌の力だけでいけますね」

軽く触れるだけでもわかりますか？

Aさん「はい。舌と口蓋で潰れて広がるさまが違うんですよ。でもごっくんと水を飲み込むときのイメージはこっちの方がいい気がします。確かにごっくんするときに、水には型と硬さがあるというわけではないけど、イメージ顎の連携プレーがあるぐらいがいいですね」

どうしてそう思うのか、教えてください。

Aさん「軽く舌で潰せるという柔らかいという程度の感じでは、その飲み込める、いけるという感じは薄いのです…顎の連携がないとだめなんです。顎の連携があると上の歯の天井に舌先がくっつく感じが強くなるし、それが働くと、まとまりとしてのものが奥へ進んでいきやすいのです。そして喉が開いてくれる感じにつながる気がしますね。喉の奥が準備してくれる感じですよ。それから選択できるようになってから変わりましてね」

どういう意味ですか？

Ａさん「これは噛まんとあかん。これはもう飲みこめるって感じが口のなかで
　　　わかってきたんです。これは噛まんでいいから液体と一緒やとかです
　　　ね。以前は何でもなんでもわからんからとりあえず噛んでやらなって
　　　思ってましたね。舌と天井との間で感じるということや潰すって感じ
　　　がわからなかったから。これは噛まんとあかんよ。これはもう大丈夫
　　　だよって教えてくれるようになったんですよ。先生、それは舌だけの
　　　ことじゃないですよ。唇も関係してますね。前はしっかりしてなかっ
　　　たから、今はいったん入ったから逃がさんとこって働いているんです
　　　よ」

家での食事ではどう変わってますか？

Ａさん「そう言えば、ムセも減りましたね。うどんとかラーメンの太さとかも
　　　わかるようになったし、どの程度の量が口に入ったというのも、どの
　　　くらいのメカタ（秤の意味）か、大きさかっていうのがわかってきたの
　　　で…完全に変わりましたね。全部今までの訓練は関連していると思い
　　　ます」

そうですか。それはよかったです。

…とまあこんなことを語ってくれたんだ。
　　**まずは確認から。模擬的な食塊の柔らかいものを挿入したときのことをＡ
　　さんは、前回のときは、ヨモギのまんじゅうが少し硬くなって、あんこが
　　ブチュウーって潰れるような感じがしますねって言ってたね。シンも同じ
　　模擬食塊を舌と口蓋で潰すことを試していると思うんだけど、シンはちな
　　みに、どんな硬さに感じたのかな？**
ちょうど、熟したバナナを押し潰す感じがイメージとして浮かびあがってきた
よ。
　　**なるほど。人によって想起される食べ物は多少変わるけど硬度として類似
　　しているということでいいかな。**
そう。僕と類似しているということは、Ａさんの口腔内の知覚能力は、嚥下評

価の初期の状態と比較すると、僕と変わらないレベルになっているとみることができるんだ。

　　　なるほど。それからＡさんは、模擬食塊を口腔内で潰すのに顎の力がいるってことを知覚し、顎で力を少し入れると潰せるんちゃうかなって、予測的なイメージが出てきているね。

　そうなんだ。この予測は、複数の口腔器官を介したゴックンできるという運動のイメージにつながるものと解釈できるんだ。

　　　なるほど…そうだね。そらから、Ａさんは、舌と口蓋の間で模擬食塊が奥にも横にも広がるのがよくわかりますって。さらにね。奥のほうへビヨーンと広がりますって。この記述って興味深いね。

　そうなんだ。このような記述が出てくるようになると舌と口蓋間でよく食塊を感じとっているというだけでなく、オノマトペを用いて自らの知覚の状態を表現している点は注目に値し、嚥下機能としては、良好になっていく印のように思えるんだ。実際、このようなの意識内容やオノマトペが得られてくると、実際のパフォーマンスの変化の確認ができているんだ。嚥下に問題があった他の症例さんからもね[9]。

　　　それから、Ａさんは訓練のプロセスで知覚した意識内容が変化し前回と同じヨモギになったね。そして美味しいもんが入った感じって語っている場面がある。興味深いね。

　どういう点が興味深いの？

　　　模擬食塊が時間の経過とともに、硬度が微妙に変化していくことを感じとったということがひとつ。そして美味しいヨモギまんじゅうが口のなかに入ったというイメージが想起された意味は硬さという物性に関連した対象物の想起だけでなく、美味しさに関するイメージの想起まで連想できているということ。つまり無味、無臭の模擬食塊なのに。

　そうだね。特に硬さという物性から美味しさのイメージにつながることは考えさせられた。つまり逆に言うと、美味しさは、多感覚で構成され、その構成される要素がひとつ欠けるだけでも、美味しさが半減する可能性をこの記述から考えることができたね。

　　　なるほどね。そう見ることできるね。それから別の角度で言うと、最初の腕の治療のときに出ていた、豚足にとり憑かれた感じは不快な情動的な対

象としてはっきり示されている。その一方で模擬食塊の訓練では快として
の情動的対象としてはっきり示されているでしょう？

そうだね。

　つまり、Ａさんは自分の身体そのものについてであれ、身体を介した対象
物であれ、しっかり自分の感じた経験を…もしかしたら最初は漠然として
なんとなくだったかもしれないけど、シンと語ることで、明確に快・不快
の感じとりがなされた経験として言語でしっかり表されたように思う。

　つまりＡさんは、感じた世界を自分の知識と経験の記憶を用いて、対象の想
起、対象のイメージを快・不快を問わず、言葉化しているということが興味深い
と思ったんだね。

　そう。さらに付け加えるなら、言語以前の…口腔内の身体経験そのもの
が、次第に意識に表層へ顔を出す、つまり言語でシンへ伝えていること
は、なんとなくシンが望んでいるようなことを言っているのではないと思
うね。意識の深層にあるものが表層へ現れていると思う。それからまた違
う場面で、模擬食塊の硬さの違いを単に感じて語っているだけではなく、
自ら嚥下するときには、どっちのほうがより、自分にとって水とかを飲む
イメージとして活用できるかということにもはっきり言及しているね。こ
れは凄いことだと思うよ。

　そう。それに明らかに飲み込む機能の媒体としての用いた模擬食塊は、狙った
役割を果たしている。だって、舌と口蓋で潰れて広がるさまが違うんですよ。
ごっくんと水を飲み込むときのイメージはこっち（黄色の模擬食塊で柔らかいもの）
の方がいい気がします。確かにごっくんするときに、水には型と硬さがあるとい
うわけではないけどって言ってるもんね。

　そうだね。物理的な媒体の違いを感じ、それを言葉で、そして実際の嚥下
状態とまったく同じではないが、この経験は活かせるという自分の考えを
言葉で表明しているもんね。

　そう。さらにその直後にＡさんは、上下の歯の咬合力の高まり（飲み込む働きが
あがる）に伴って、舌が口蓋に挙上していく運動性を後押しすることを知覚した
言葉もみられているんだ。

　そうだね。それに、Ａさんは、訓練の前と今の口腔内の感じる経験を比べ
て、特に嚥下できるか否かの認知的判断に繋がる記述があったね。これも

　凄いことだなと。

　本当、そのとおりなんだ。これは舌と口蓋間で生じる物性の認知のことを語っているよね。誰でも最初は、Ａさんが語っているような経験を潜在的にはおこなっていただろうと。健常であれば、幼少の頃にすでにね。だからこそ、普段はいちいち考えなくても自動的にできるという意味でね。でもＡさんは、嚥下の機能を再びとり戻す過程をすごく丁寧にこちら側に教えてくれたと同時に嚥下機能の回復に意識内容の言葉はプラスの影響を与えていることを僕らに教えてくれていると思うんだ。

　そのとおり、さらにそのあと、自宅でもムセが減っていろいろなものが食べられたことを報告してくれた。それだけでなく、食べ物の物性の要素の量、重さ、大きさなどについての意識内容も語ってくれているところがいいね。

　そうなんだ。訓練でおこなったことと、自宅での実際が繋がっていることも関連づけられるし、これは後で言うね。

　そう。そうだね。お願い。

　それからね、舌の正中線を再構築する訓練を進めるなかで、この訓練の前に実施していた舌と口蓋の関係性を回復するための硬さの異なる模擬食塊を感じる訓練が繋がっていると確信したことがあったんだ。対話の一部を紹介するね。こういうやりとりがあったんだ。

　そう言えば、お風呂上りに水分補給といいますか。お水か何かのみます？

　Ａさん「はい」

　どのくらいって言ってましたっけ？

　Ａさん「おちょこ一杯が精いっぱいですね」

　それは口に含んでから一気に飲むということですか？

　Ａさん「はい。（飲むときは自分で）構えてやらんといかんのです。これから飲み

ますよ！ということを伝えるような準備を。意識をもたんと…いくぞ
と。（そうすると）のど仏のあたりで、奥のほうでわかるんです。あっ
ムセるなって。でもこの（舌の正中）センターが良くわかってきた感じ
から、その感じが変わってきましたね」

この要素が大きいですかね？（硬さの異なる模擬食塊のひとつを見せて実際に再度
口腔内に入れて感じてもらう）

　Aさん「やっぱりこれは（模擬食塊は）、私にとって一番飲み込もうとするとき
　　　　のイメージに良かったですね」

それから、これで（舌の正中線の再構築訓練）をした後に、舌の真ん中の真ん中
でとらえるという感じ、そして、前歯の裏のところ（硬口蓋前部）で舌がついてそ
れからグチュッという感じもいいとおっしゃってましたが…

　Aさん「そうです。やっぱりね。咥えた瞬間にきれいに舌はとらえようとして
　　　　いますね。それからペチャって潰れるかけるときには、最初に奥の方
　　　　へ伸びて潰れていって、もう少し力が入っていくと、横へ頬のほうへ
　　　　広がっていくのがよくわかるようになりましたね。真ん中でしっかり
　　　　とらえながら…」

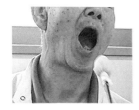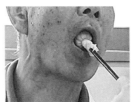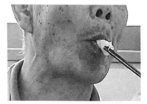

奥が最初で、あとから横ですか。

　Aさん「そうです。いけそうです」

では、100mLの水やってみましょう。（実際にグラスの水を飲んでもらう）

Ａさん「（一気に飲んだ直後）いけますね。きれいに入りますね。スーッと真ん中
　　　に入っていきましたね」

…という意識内容の記述とやりとりだったんだ。

なるほどね。凄いね。飲めたんだ。

そうできた。今のパフォーマンスの変化は、これまでの訓練（経験）と繋がっ
ていてＡさんの脳が変化したことを意味するよね。

どういう脳の変化が？

自分の意図に合わせて円滑な摂食・咀嚼・嚥下行為を、そのつどつくりだせる
ような脳になったというね。

確認だけど、シンの訓練の仮説はどういうものだった？

食べこぼしやおちょこで1杯程度の量しか嚥下できないのは、単に麻痺してい
るからではなく、情報探索器官としての機能が低下しているからという仮説に対
する訓練だったよ。

**なるほど。ここで言う情報探索器官という意味は、唇で咥える、歯で噛
む、舌でよせる、まとめる、舌と口蓋で飲み込むなどのう一連の運動の流
れをつくるにはそれぞれの口腔器官から必要な情報を収集（知覚）し、そ
の情報に基づいて動くという意味のある器官ということだね。**

そのとおり、その情報探索器官の改善を図ることができれば、Ａさんの要望が
満たされるはずだと思って取り組んだ結果なんだ。

なるほど。よくわかった。

■衝撃の記述、でもＡさんにとっては当然の意識内容

それからもうひとつ是非紹介したいやりとりがあるんだ。舌の触覚を介してＡ
さんの脳のなかの真ん中をとり戻す訓練でのやりとりなんだ。

どうぞ。聞いてみたい。

今言った訓練をしていたある日、Ａさんに対して、舌に関して運動イメージを
介してリアリティをつくることはできないかって僕は考えて…治療者の役割を交

替する作戦に出たんだ。道具は舌を圧するもの（箸の先端部、綿棒のような先端部）を使ったんだ。その道具は介するけど、Ａさんの指腹で僕の舌の触感をとらえてもらおうという設定でやりとりを交互におこなったんだ。

役割を交代…興味深いね。

そう。治療者の役割を交代する目的と意味については、まずは舌の真ん中（正中軸）そのものをとり戻す前に、舌という存在そのものを感じさせたいと考えたからだよ。つまり間接的でも他者の舌を視覚的に、そして棒を介して、舌の触圧覚的に感じて（経験して）もらうことで何か感じとってもらえるのでは？と思ったから。

考えていたのは正常な舌に関する視覚的かつ触覚という（体性感覚的な）情報としても収集することで、運動イメージへ情報変換が可能でなのではないかと考えていたんだ。当時明確な根拠をもっていなかったけど。

はっきりとした後ろ盾となる知見などがなくても、現場ではやらざるを得ない局面ってあるもんね（その後、他の症例を介して後ろ盾となる知見に基づいた結果は残しているのは知っているよ[9]）。

そう。基本はそうじゃないといけない。方法としては箸の先端部を用いて舌背の中央部より後方から圧して、どう感じるかをセラピストの舌と比較する形で意識内容を記述してもらったんだ。そのときの記述はこうだったんだ。

Ａさん「先生の（舌）は、生きた肉で、ザラザラです。私のは死んだ肉で滑らかです」

どういう意味ですか。もう少し教えてください。

Ａさん「先生の（舌）は生きている肉なんです。それから虫とかには、触覚ってあるでしょ。獲物を捕らえようとするときにザラザラしていると、ザッてうまく獲物を捕らえられるという感じですね。そういう意味で私の舌の真ん中の滑らかなのは良くない意味なんです。だから自分の舌は死んでいるんです。まるで生レバーのようです」

よくわからないので、もうすこし説明してください。

Ａさん「先生の舌を圧すると弾力性があります。その弾力はその次にすぐ押し
　返そうという反応を感じるんです。でも私の舌（正中舌背部、左側）は
　確かに先生に押されると弾力性はあって沈みは感じます。でも押し返
　そうという感覚はないんです」

…っていうやりとりがあったんだ。結論としては、この訓練を何度も感じても
らう、役割を交代するという過程で、死んだ舌、生レバーという記述は変化した
んだ。つまりＡさんは自分の舌も先生のような弾力が戻り、獲物を捕らえるよう
な感覚が出てきたと語ってくれたんだ。

**なんか凄いね、Ａさんって。ところでその変化ってどういうふうに考えて
いたの？**

そうだね。その当時、Ａさんの初期は舌の上に食べ物が乗る…これは重さを感
じる（重量覚）、物の大きさや形、性状につながる感じ（触圧覚的な情報は知覚レベ
ルとして）は、重篤な状態だなと思ったよ。それに獲物と喩えているのは食物の
性状のことだろうけど、舌の知覚能力の低下が著しい状態だったのではと。この
点は初期評価時のスプーンの凹凸をまったくわからなかったことや模擬食塊の形
態の認識も困難だったということをあわせて考えてみてもね。だから獲物（食べ
物）を捕まえ（とらえ）られないと語っていたと。自らの生き生きとした実感が喪
失していったのではないかって思ったんだ。

なるほどね。その可能性は高いね。

そう。視覚的には類似した対象の選択としての肉、舌の触覚、圧覚的には獲物
（食べ物）を捕まえる（とらえる）働きが乏しく、自分の舌はザラザラではなく、滑
らかだってＡさんは感じていたんだ。滑らかというのは良くないという意味で
すって語っている点は重要だよ。

良くないという意味はね、滑らかさはザラザラの反対の意味でツルツルにおそ
らく相当していて、すべって捕まえ（とらえ）られないという、舌の触覚機能の低
下を意味する喩えだったと思うんだ。当時はここまで解釈できていなかったけ
ど、類似した肉はさらにＡさんにとって視覚的（触覚的）にもツルツルに見える
（感じる）生レバーに喩えられたのではないかと思っているよ。

**そうかもね。今さらだけど、当時もう少しやりとりできていたら、それは
間違いないねと言えたかもだね…**

確かにね。

　　そのこととは別の視点で少し思うことあるよ。役割交代の訓練のなかで、死んでいる舌は蘇ったわけだね。とすると、Ａさんは自分の手で棒（箸）をもち、シンの舌を接触し、舌を触知する。そして交代する。この行為は自らの手の身体の延長としての箸という道具から伝わってきた感覚をＡさん自身の指腹で感じ、その感覚を、自分の舌のイメージとして転移するということがおきたと思うよ。つまり、通常の運動イメージの活用は、腕や足でおこなうから、麻痺していない側の運動経験を麻痺側へ転移することが（対で２つあるから）可能だよね。でも舌はひとつしかない。（正中を境にして右側と左側と比較してという感覚の違いを比較してということはできるけど、舌そのものの運動を考えた場合にそれは困難）。だからそのときに、シンの舌はＡさんのもうひとつの舌、つまり健常な舌の経験として、活用できた可能性はあると思う。

　なるほど。そうだね。ありがとう。当時は今のようにきれいにＡさんに説明できていなかったと思う。

　　それから、豚足に憑依されたという左腕の意識内容の記述と同様に、ここで出てきたＡさんの記述に見られる喩えの類似性は動物や昆虫などの生き物だね。このあたり改めてどう思ってる？

　まずは豚足については、Ａさんの記述を頼りにすると、やはり見て気持ち悪いと思った友人からのお土産の視覚的映像の記憶が想起された対象で間違いなくて、Ａさんは、自分はゲテモノ食いだが、これは気持ち悪くて食べられなかったと言ってたね。つまり自分としては受け入れられなかった（身体内部へ入る口へは入れなかった）という事実。発症時に感じた不快な腕への圧迫感も、５本の指の感じじゃないんです。蹄のようなと語っていた。感じた皮膚や筋の感覚経験を語っている事実。そしてこれも麻痺した腕は潜在的には受け入れがたいと感じていた可能性がありそう。どちらも、自分としては受け入れられないという共通の意味が脳で連合されたともやはり思うんだ。

　また（認知言語学的に）異常を感じる身体のメタファーの解釈については、元概念とコノデーション（含意）に注目するとよい[4]。という見解に基づくと、Ａさんの意識内容は十分頷けると思うよ。

　　なるほどね。そうだね。じゃあ、舌の生きている、死んでいるという表現

は改めてどう思ってる？

　Ａさんの場合、自分自身の舌をリアルに感じないということが、生と死の境界をつくった言葉として表現されたと思うよ。自分の舌の感じ方（体性感覚）をとり戻すことは、以前のように美味しく感じられる（食べられる）ことに繋がっていて、そうじゃない状態の自分はもう、生物としての個体としては生きているけど、美味しく感じる舌、美味しく飲み込める口腔器官になっていないなら、死んでいるのと同じだっていう認知的判断に基づいたものだったと思う。

　　なるほどね。ちなみにもしそうなら、各口腔器官の機能はどう変化したか確認はしているの？

　もちろんしているよ。介入約2か月頃から口腔器官の機能は変化し始め、最終的には口唇の表在覚は左側で軽度鈍磨から正常に。顎関節位置覚は軽度から正常に。咬合知覚は軽度鈍磨から正常に。口腔内知覚は軽度から正常に。舌の正中線はおおむね一致に。舌の運動性としては動きがスムーズに。舌の突出運動の偏移としては顕著な左側偏移であったけど、やや偏移している程度にと、このように徐々に回復していったんだ。

　　死んでいた舌ではなくなったこととどう関係しているか、確認はしているの？　行為のレベル、つまりパフォーマンスの結果はどうだったの？

　時系列にまとめるとこんな感じかな。介入2か月目に口唇に米粒がついているとき、かゆいな何か…と違和感を気づき始めるんだ。そして奥さんと外食を試みるようになり、泊まりの旅行も行ったんだ。介入6か月目では、歯茎についたパンがとれるようになり、介入13か月目ではイカなど滑るようなものを奥歯でしっかりとらえ嚙めるようになるんだ。介入15か月目ではご飯の食べこぼしはなくなり頬張って食べれる。細切れの肉から一口大へ。缶コーヒーもこぼさずに飲むことが可能になる。ワカメの張りつきも舌で取れるようになる。（舌先の触覚が良くなってから）。介入16か月目では麺類も口唇で切ること可能になるんだ。それから豆腐の味噌汁を気にせず飲めるようになるんだ（液体と固体の混合嚥下）。介入18か月目では飲み込める自信がついてから味わう余裕が出るようになるんだ。そして介入20か月目では100mLの水を一気に飲み込むこと可能になるんだ。

　　なるほど。Ａさんの意識内容の変化と機能的な客観的指標だけではなく、パフォーマンスもして変化していることがよくわかるね。それに長期にわたっても、これだけ変わっていく可能性ってあるんだね。

そうだね。だから意識内容の変化は回復の兆しを探れる言葉としてとらえることもできるし、回復した指標としても見ていけると思うよ。それにAさん以外でも患者さんの意識内容を詳細にしていくことは、内的世界を知ることができるというだけでなく、治療そのものの道具としても有効だと思える経験[1,4,9]もしているよ。

　　そうだね。ここまで来るともういいんじゃないかな？

何が？

　　さっき批判的な吟味として（この嚥下訓練の意識内容の話の前に）、治療プロセスで言語は必要ない、あるいは意識内容を詳細に分析することは意味がないのではないか。乱暴に言えば、自然な行為には、そもそも言語は張りついていないし、むしろ回復プロセスに言葉は邪魔ではないかという考えがあるって言ってたよね。そのことに十分応えられるやりとりがあったと思うから、整理して答えてくれる？

わかった。ここまでのやりとりで抽出できた5点を以下に示すことができそうだよ。

1) 僕らと類似した物性の知覚に変化している意識内容の記述が確認できれば、それはひとつの回復の指標となりうるし、その際の対話（言葉）は回復プロセスに必要であると言える。

2) 随意的な運動の前には、予測的な運動のイメージが通常は想起されるので、訓練中の意識内容がそれに相当すると見なされる場合、対話（言葉）は回復に必要であると言える。

3) オノマトペで食塊の変化を表現し、嚥下機能の改善が認められた場合、対話（言葉）は回復に必要であると言える。

4) 食べ物のひとつの知覚要素から美味しさが想起できるようになる意識内容が得られた場合は、ひとつの知覚要素を表現した言葉が契機となり、美味しいを構成する他の要素とつながりをつくる（多感覚的な情報の統合）には言葉は必要であると言える。

5) どのような硬さの模擬食塊が、自分にとって実際の食べる、飲むイメージにつながるかについて語ることができている事実は、対話（言葉）が食べる、飲むという嚥下運動の選択的な運動の調整に必要であると言える。

…ということではないかと思うよ。

　今あげた項目は患者さんの望む回復プロセス全般に当てはまることだと思うよ。それから今までのＡさんの治療の流れを聞かせてもらって、言葉として残しておきたいので、言わせてもらうね。（Ａさんのような患者さんは）自己感をとり戻す契機としての他者（治療者の）存在は絶対必要なんだよね。

　らしくないね。絶対という言葉を使うなんて。つまりリハビリテーションでいうと、患者さんは一人で望む回復は（限りなく）できないということかな。おそらくそれは間身体性の構造4)が、治療（支援）構造としてないといけないということだね。

　というと。もう少し説明が欲しい。

　たとえば、あの役割の交代をした訓練を振り返るとわかりやすい例かな。僕とＡさんの身体間（舌を触れる、触れられる、それを見る、見られる）において、知覚（対象を感じること）と行為（意図をもって自ら動くこと）が循環的に連鎖することを通じて表出するような相互的関係性4)があったと思うんだ。そしてそこには行為の可能性も含まれていると思うんだ。

　相互的関係性はわかった気がするけど、まだ行為の可能性ってわかりにくい。

　行為の可能性ということは、あの役割の交代を介して、感じられそうだ、とらえられそうだ（できそうだ）というイメージがつくられるということだよ。

　なるほど。Ａさんにとって、死んでいた舌が息を吹き返すために必要なことって、まずは食べ物が舌に触れるってこんな感じなのかという経験、それに続いて次にその舌で食べ物をとらえる（噛むために横に運んだり、まとめあげたり）って、こんな感じになるんじゃないかっていうイメージのことを行為の可能性のイメージと？

　そう。

■対話と回復

　そういう見方は確かにあるね。

　それからね、Ａさんと僕との治療を介しての対話。振り返ると、Ａさんの人生の一部に関与し（Ａさんは僕の人生の一部として関与し）、そして互いの言葉に影響

を受けながら今日に至っているね。

　　確かにそうだね。治療行為のなかに、互いの言葉が経験を通して互いの記
　　憶に埋め込まれていく。それにシンがＡさんを想像し、治療を考案した
　　り、治療道具を考えたり、治療の段階づけを考えたりと思考する道具と
　　して言語が用いられ、そして治療内容を説明する際にも、Ａさんに理解して
　　もらうための道具としても言語が用いられ、Ａさん自身も自分のなかにそ
　　れを取り込み、自分のものにする過程でも言語が道具として用いられてい
　　るね。

　そうだね。もっと言えば、投げかけられた僕からの言葉（問い）によって、Ａさ
んはそのつど、経験を想起し、内言語として言葉をつぶやいたり、その僕の問い
に答えるために、言葉を道具として用いている。そして、自分の意識内容が言葉
によってさらに鮮明になったり、変化していったりと…言葉は、やはり回復のプ
ロセスに欠かせないと思うね。

　　そうだね。回復のプロセスには言葉は（絶対）欠かせないとまでは同意で
　　きなくても、回復を促進させることに影響を強く与えることができるとは
　　はっきり言えるね。ただ気をつけなければいけないのは、どのような言葉
　　を投げかけるかによっても、回復にはかなり差が、違いが出てくるよね。

　というと。

　　語られた言葉によって、Ａさん（人間）の意識の表層へ意識内容が出てくる
　　か、逆に意識にのぼる手前で蓋をしてしまう可能性もあるから、注意が必
　　要だね。さらに言えば、セラピストとしてのリハビリを担当する立場を相
　　手（患者さん）が必要以上に意識すると、セラピストがおそらく望んでいる
　　だろう言葉を無意識的に選択するという可能性もないわけじゃないから…

　それはそうだね。僕が注意していることは、まず先に現象として現れた事実が
ある。勝手にあれこれとそれこそ妄想的にひとりで事実より先に走りすぎてはい
けないし、誘導が過剰になっていないかは注意しているよ。

　　確かにね。それも大切なことのひとつだね。それから前半の方で話が出て
　　いた、どのような対話が展開されているかという状況ってある意味絶妙さ
　　があるってところに少し近づいてきた感があるよ…その他大切にしている
　　ことなどあったら、続けて…

　そうだね。たとえば対話で何らかのメタファーが出てきたときに、こちら側の

解釈が誤った方向へいかないための実践方法として、一方的にその表現を否定したりせず、間接的に聞き返すといいという見解[4]があったね。これはさっきも言ったことだけど、元概念に注目して○○ってどうでしたっけ？というふうにね。この例は対話の展開に絶妙さをつくれるかどうかのひとつの契機になりそうだね。とはいえ、当時はこの点は知らなかったので、できてなかったと思う。

そうだね、知らないけどやれちゃってるという稀なこともときおりあるけど。シンのＡさんとの対話のやりとりを見る限り、確かに…間接的な聞き返しはなかったね。でもシンは辛うじて、えっ？○○なんですか？どういう意味ですか？どういうことですか？教えてください。説明してくださいってなど、一応聞き返しているね。この点において、誘導が過剰になったり、セラピストの一方的な解釈にはなっていないし、対話の展開が少し開かれた感はあったと思うよ。

それは幸い。それから、さっきは（Ａさんのような患者さんは）自己感をとり戻す契機として他者の（治療者の）存在は絶対必要なんだという主張があったね。それに対して、僕は、間身体性の構造[4]が、治療（支援）構造としてないといけないってね。実はこの間身体性の構造のなかには、僕のリハビリ観というものが含まれているということは忘れずに伝えておきたい。つまり、Ａさんは僕のそれ（リハビリ観）を受け入れてくれた（取り入れてくれた）ということも重要だと思うんだ。

　昔、ある患者さんが僕にこういっていた。

「最初はあなたのリハビリのいっていること、やっていることがよくわからなかった。こんなことやって（こんなリハビリの内容で）本当に良くなるのかって…でも、少しずつ変化が自覚してきて…その頃、（私の）意識が変わったんです。わからないことも多かったけど、先生の言っていることに近づこう、近づこうとした。そしたら、身体の変化を感じるたびに、ああ、そういうことかってわかってきたんです」

それは、患者さんが治療にどう対峙するか、セラピストとどう向き合うかという意識、姿勢のことだね。

　そうだね。その患者さんの言っていることを今振り返ると、取り組む姿勢だけではなく、治療行為のなかで僕が投げかける言葉の意味を理解し、患者さん自身

の意識の向け方や、身体の感じとり方などを含め、自身が回復に向かう学習プロセスそのものに対する気づきだと思うんだ。

でもこのような気づきには、僕のリハビリ観が内包されている。

　　なるほどね。患者さん（自身）はシン（他者）のリハビリ観を取り込むことで自分をとり戻した（他者の存在によって自分になる）ということもできるんだね。ところで、これまで多く話してきたけど、何か総括的に言いたいことはある？

■ 言葉とぼくらの未来

あるよ。患者さんの多くは、自己の喪失感や自己感の変容など、さまざまな事態が病気によってひきおこされているでしょ。だけどその自己の喪失感や自己感の変容は、そのままでは僕らに見えない。でもその目で見えないものは言葉を付与されることによって見えるようになる。見えるようになると、どのようにそれをとらえ、進めるべきかというリハビリテーションの向かうべき先も、もっと見えてくる。だからこそ、対話（言葉）は必要なんだ。そう思うよ。

　　対話を含めたリハビリテーションで患者さんは回復する可能性がさらに高まる、そう言いたいんだね。

そう確信しているよ。それからもうひとつだけ、今後の課題について。人間の精神世界を意識の深層と表層という大きく2つに分けた考えとリハビリテーションの治療構造（三角錐のシェーマ）[4]を、もっと関連づけて深めていきたいと思っているんだ。特に深層領域に想定される言語の源泉に対して、どのような条件が整えば（どのような対話が繰り広げられれば）治療的に意味のある言葉として意識の表層へ押し出すことができるかについての探求だよ。

　　どういうこと？　もう少し説明が欲しい。

意識の表層と深層という2層の構造モデルから、もう少し多層的な意識の構造モデル[10]を手がかりにできないかというか。意識の表層と深層のスペクトラム（連続性）と双方向性の流れをもう少し深く可視化することができないかって思っているんだ（本書208ページ参照）。

　　なるほど。でもどうしてそういう考えになったの？

実は、以前に他者の存在と言葉がもつ力という小テーマを設けた対談[4]で話し

たことと繋がっているんだ。そのとき、言葉は意味する表象（対象の事物の想像）を否応なしに想起させる強制力がある。とするなら、それを活用して、おのずと立ち上がる意識（身体表象）と立ち上がらない意識（身体表象）があることを患者さんに気づいてもらう契機になる、臨床へつなげられるという話をしたんだ。この話は、さっきの多層的な意識の構造モデルがひとつの手がかりとなっていたんだ。

そうなんだね。言語と意識を関係づけたリハビリテーションをよりいっそう展開するために。仮にそのモデルをそのまま、そしてすべてを治療に当てはめることはできないかもしれないけど、何かもっと活用できるエッセンス（本質的要素）を取り出せそうだということ？

そのとおり。非常に難解なので、見えないことが多いけど、そう感じるんだ。

なるほどね。シンのリハビリテーションで扱う、患者さんの言葉、患者さんの身体、そして患者さんの声、それぞれの関係にもっと迫りたいという気持ちはわかったよ。でも非常に難解そうだ。

まあそう言わず、また機会をつくって一緒に考えようね。テーマが難解であっても、今回のようにいろいろ対話することで見えてくることはあるだろうし、対話に意味のない（無い）ことはないでしょ。問答無用ってことは。このあたりは時間をかけて。

引用文献

1) 本田慎一郎：豚足に憑依された腕. 協同医書出版社. 2017.
2) 浅井智久，丹野義彦：声の中の自己と他者－幻聴の自己モニタリング仮説－. 心理学研究81巻3号. pp247-261. 2010.
3) カルロ・ペルフェッティ（小池美納・訳）：身体と精神－ロマンティック・サイエンスとしてのリハビリテーション. 協同医書出版社. 2012.
4) 佐藤公治，他：臨床のなかの物語る力－高次脳機能障害のリハビリテーション－. 協同医書出版社. 2019.
5) 佐藤公治，他：臨床のなかの対話力－リハビリテーションのことばをさがす. 協同医書出版社. 2019.
6) 佐藤公治，他：ヴィゴツキーからドゥルーズを読む－人間精神の生成論. 新曜社. 2019.
7) Katayama O et Al：NeurAl mechAnism of Altered limb perceptions cAused by temporAl sensorimotor inconguence. Front.BehAv.Neurosci, Vol 12, p282, 2018.

8）Katayama O et Al：NeurAl Activities behind the influence of sensorimotor incongru-
　ence on dysesthesiA And motor control. Neuroscience Letters, Vol 698, pp19-26, 2019.
9）本田慎一郎，他：食べることのリハビリテーション．協同医書出版社．2019.
10）井筒俊彦：意識と本質－精神的東洋を索めて－（第42刷）．岩波文庫．p214. 2020.

「豚足編」を読んで。不滅の憑依

重度発達障害編では散文詩調で主に言葉の解体と解放について模索しました。
豚足編では散文調で言葉と声と身体に関して徹底的に考えてみたいと思います。

言葉と声と身体。目指す結論を先に掲げるとすれば、三位一体です。それができれば、もうすでに書くことは尽きています。

まず、言葉をどのようにとらえるか。難題です。
セラピストは言葉をどのように活用し、治療に役立てるのか。患者さんの言葉をどのように受け止め、理解し、それに対して、どのような言葉を返し、確かめ、さらに理解し、治療に役立てるのか。
別の言い方をすれば、どうすればもっと深く患者さんと向き合えるのか。患者さんが抱えている問題の本質に迫れるのか。そのために何をすればいいのか。
ある言葉を患者さんに投げる。その言葉がどのように響くのか。
あるいは、ある言葉を患者さんがセラピストに投げる。その言葉はセラピストにどのように響くのか。
ここで対話が始まる。投げて、受けて、響く、響かない、聞こえている限り、響かないということはない、すべてが響く。だから、怖い。
無視して消去する言葉はない。言葉の意味を剥いで解き放つことと、単に言葉を消すことはまったく異なる。
軽い言葉も重い言葉も言葉はすべて重い。重く受け止める。どんな重さがあるのかを考える。
驚きを多く含む言葉と、ごく当たり前に聞こえる言葉、どちらも平等に扱う。
ざっと羅列してみましたが、「平等に扱う」これが結構重要なのではないか。

Aさんがシンに告白した「豚足」と「磁石」を並べてみます。
腕が豚足と言われたら驚きます。どういう思考で、そうなったのか、瞬時にはわ

からないし、それを理解するには、謎を埋めていく対話が必要になります。

一方、磁石のほうは、「ああ、くっつくんだな」と瞬時に解釈してしまう人がほとんどではないかと思います。シンは過去の反省も踏まえながら、素人には不要にも思える細分化と考察を交えて、磁石を自分の内言語に取り込んでいく。咀嚼する。その態度は、豚足への態度と大差ない。豚足へは確かにシンも驚いた。磁石には驚いたふうはない。驚きに関してのその表面的な違いはあっても、検証する態度はどちらに対しても同じで、言葉の一つひとつに対して平等に扱う姿勢が感じられるのです。

玉石混交という言葉があります。玉と石を差別して解釈するのではなくて、玉も石も平等に扱う目線が、セラピストには必要だと強く思います。

もしかしたら、詰まらないと見える石のなかに、とんでもない謎の解明が潜んでいるかもしれない。

だから、患者さんの言葉の一つひとつは、すべて重い。その重さをどう解釈するのか、どう検証するのかは、セラピストの態度にかかってくる。

それにしても「豚足」とは何か。

Aさんは自分の奥さんにも左腕が豚足に憑依されているとは言えず、ほかの誰にも言えず、初めてシンに告白したわけで、それはセラピスト冥利に尽きるとも言えて、どうしてそれができたのか、彼のリハビリ観が患者さんに影響する、その一つの現れであり、ふと、昔のことが浮かぶ。その前に「現れ」から。

形のないものが表れる。形のあるものが現れる。

心のなかの形にならないものが外に出て言葉になるときは、表れる。

見えてはいなかったけれども、もともと形のある、姿のあるものが外に出て言葉になるときは、現れる。

形の有無とは別に、影響や効果は表れる、本性は現れる、といった使い方もあるけれども、豚足はどちらなのか。

Aさんにとっての豚足は、たぶん、きっと、心のなかにおさまらない現れるで、なまなましくて、Aさん以外の人にとっては、目に見えないし、感じないし、いや、過敏な人は感じるかもしれないが、とにかくAさんが現れると言うなら信じるとしても、他の人にとっては、いや、他の人とひとくくりにはできないから、とりあえず、わたしにとっては現れるとはならない。

しかし、臨床において、セラピストは現れた豚足と向き合う。

将来的に、それは現れるではなく、心のなかの、認知においての、意識の仕方で、現れるは消えて、表れるになる。そうして、表れることも過去にはあったなあ、もう二度と現れないし、表れもしないとなってやっと安心できるまで、患者さんの意思を尊重しながら、セラピストは患者さんとの対話を続けることになる。その契機となる「現れる豚足」の初告白は重い。厳密には、契機に至るまでの潜伏の期間が重要になる。Ａさんはシンとの最初に左の手や腕の機能回復を希望したわけで、豚足は表れてもおらず、それがシンの前に現れるまでに長い月日を要している。その潜伏に関しては、また別の注目すべき観点が浮上してくる。

潜伏から、いかに表れ、現れるか。

表れを引き出し、現れへと躍動する。本質の現れを伴って。

対話に「空気」を入れてみます。目的に向かって、一緒にいます。それは同じ空気のなかにいるということで、その空気に「揺れ」を与えてみます。具体的な試みを与えて、少しでも改善を目指します。

それはセラピストに限らず、その仕事の成果を上げたいときに試みることであって、成果にはいろんな形があるだろうけれど、一つは相手の目的に密着することでしょうか。

目的の表れを的確に引き出す。Ａさんにあっては、当初の目的の表れは、左の手や腕の機能回復であって、そのためにシンが提示したのは「鈍麻の左手で紙を押さえて、正常な右手で字を書く」でした。それがやがて功を奏します。空気が揺れて、目的になんとか手が届きます。信頼が生まれて、初告白の表れ、豚足という現れに至る。

成果がなければ、もしかしたら豚足はなお目の前に現れなかったかもしれない。

対話による人間関係が良好であっても、セラピストと患者である限り、成果は必要だと思うし、成果が得られなければ、同じ「空気」に、新しい「揺れ」を取り入れていく試みをさらに継続し、試みを諦めないで地道に取り組む。そういったベースになる態度には、セラピストならばそのセラピストが培ったリハビリ観が支えになっているであろうし、セラピストになる前の、昔のシンはどうであったか。

シンとはイギリスで出会いました。三十年近く前のことです。コッツウォルズ地

方チェルトナムの丘にあるナショナルスターセンター（現名称ナショナルスターカレッジ）という心身障害者向けカレッジでケアスタッフのボランティアとして、ともに勤務しました。お互い拙い英語で、若い生徒たちと対話するのですが、生徒の多くは車椅子ユーザーで、身体の不自由に加えて、言葉のやりとりにおいて、吃音や発音不明瞭な生徒も少なからずいて、表情や微妙な動き、フォーとかボーとか短い発声への想像を加味しながら、生徒一人ひとりの特性をつかんでいく、そのときのことを思い出すと、シンがその後セラピストとして患者さんと向き合う、繊細な明るい姿勢は昔も今も基本は同じだなと思います。生徒たちとの対話には「空気」と「揺れ」があった。

シンは子どもの頃に吃音の悩みを抱えていたようです。イギリスで出会った頃にはそれはなかったけれども、吃音の生徒たちとの暗黙の共有はあったのでしょう。だから、同じ空気を、それがまず大事で、そこから必要な揺れを試みていく。吃音が豚足であれ、生レバーであれ、対象が変化しても、相手が抱える痛みを含む空気に対しての繊細な、かといって暗く沈まない明るさと言っていい、明るい本質に近づく、気持ちがゆるくなる、ラクになる、やわらかな空気を対話に注ぐ、対話のベースとして、それがとても大事なのではないか、と思います。

ちなみにフォーはテレフォンで、「親に電話かけたい」と。ハウリンはドリンク、フィシがフィニッシュ、ボーがボトル（尿瓶）など。

何度でも「豚足」とは何か。

シンの著書『豚足に憑依された腕』は詩のタイトルにしたいと本が出版される前に彼と話していてそう思ったわけですが、タイトルは詩の重要な一部であり、その本の中身を読む前にすでに詩の予感に惹かれていたのです。

これは患者さんの感情から遊離した話になりますが、ここで語る詩の感性は、結果的に治療と深く関わると信じてみたい、以下の流れによって。

豚の身体の一部である豚足と、人の身体の一部である腕が、憑依によって繋がってしまうシュールさに惹かれる。それはシュールやダダの頃のデペイズマン、客観的偶然の偶然の驚きや美には当てはまらないかもしれないが、カタツムリになったダリには驚いたし、カタツムリとダリという異なる二つが同じ空気のなかにあって繋がる異界に詩がある。または、それらを繋ぐ「憑依」に詩が浮遊している。見えないところを移動しながら異質と異質が接して発熱する、その波動が

憑依であって、滑らかなようで強固な結果を生み出す。怖さや不安を誘い込み、そこから抜けられない、誰にも告白できない壁で包囲することも容易くおこってしまう憑依。その危うい誘いに詩もまた取り込まれて、詩そのものが憑依される、そんな何重ものがんじがらめとセラピストは向き合うことになる。

憑依のことを頭に浮かべるだけで憑依されそうな感覚に陥ります。と詭弁してしまうことから遠ざかっても、どこかの陰から虎視眈々と狙われている。と、ほんの少し気にするだけで、またたく間に取り込まれてしまい、おのれの主体性が奪われていく。そこから逃れようにも逃れられないことの大きな要因として、意味が頑なに憑依されていると仮定する。

豚足ならば、豚足という言葉が内声で呟かれ、豚足という身体になる。

そこから逃れられないのなら、そこでは言葉と内声と身体が三位一体となっている。内声の枠を越えてシンに告白した時点からは、言葉と声と身体の三位一体が空気に放たれて、完全なる、開かれた詩になる。それは美しい。美しい、痛みのある詩だ。

そう不謹慎にも宣言する前に戻って、言葉としての豚足の何が身体化したのか。と自問する。

豚足の意味が内声を伴って、さも意味が当然あるかのように、意味をなぞった形になって、その形はまぼろしだというまぼろしの意味は封じられて、暴君めいた支配をもって身体化したのだ。と自答する。

意味が頑なに憑依されている。憑依されて意味は固定し、どこにも逃げられない。意味を剥がせない。意味は動かないから、解体も解放もできない。解体して解放する詩の宿命はここでは機能しない。

それが詩になり得る。解体も解放もできない、堅牢に監禁された抑圧の詩。そう呼んでみる。

ならばその意味を剥がせばよい。とわたしの内声。豚足の意味を解体し、解放に向けての試みを。意味さえ解体できれば、可能だ。不快な豚足から逃れるにはそれしかない。

シンは、豚足の意味を剥ぐために「ではお風呂から上がったとき、右手と同じように軽く気持ちよく着るイメージをしてみましょう」と提案した。

軽く気持ちよく、がいい。基本的な着衣動作の指導は原則麻痺側の左からになるのだが、それをせずに正常な右手から服の袖を通し、その正常な動きをお手本と

して記憶に刻み、次に鈍麻の左手を直前の記憶に従って袖通ししてみてはどうか
という流れに。

Aさんは同意し、自宅でもやってみることに。すぐにはうまくできなかった。で
も、続けているうちにできるようになった。変化は急激だった。豚足の意味は鮮
やかに一気に消えて、左手、左腕は自分の手、腕となる。

憑依からの解放をシンは「左腕の運動のイメージが右腕のような運動イメージへ
言葉を介し修正ができたことで、一気に、経験が変化し、豚足にとり憑かれたと
いう言葉も同時に消えた」と表現している。わたしは豚足という言葉の意味に入
り込んで、意味を剥ぐことからの解放を唱えてみた。

そうして、自分の腕という主体性を取り返し、言葉（自分の腕）と声（自分の腕）
と身体（自分の腕）は限りなく同調し、解体と解放の、実に明るい、晴々しい、美
しい詩となる。抑圧の詩は解体されて、解放の詩へと生まれ変わった。と言える
のではないか。

詩は恐ろしい。怖い。と同時に救いでもあると信じてもいるから、さまざまな怖
さをさまざまに救うと信じています。

もしかしたら、詩と憑依は同質なのではないか。と、言い放ちたい気持ちになっ
てもいます。暴言です。憑依が内包する闇と、詩が内包する多様な解放を混同す
ることは避けたいです。しかし、明るい憑依というものがあるのなら、重度発達
障害編で触れた「明るい本質」に免じて、同質と言いたくなる。

問題は抑圧の詩。これは強固な憑依によって生まれた。これが確かに詩に触れて
いると思えるのは、重度発達障害編の最後に記したディストピアと類を成し、闇
を提示して訴え、反逆を叫ぶ、崩れない、不滅の憑依を前にして、何ができるの
か、無力でしかないのか、壊せないのか、逃れたい、いかにして、などと、未知
の解体解放への多様なもがきの熱源であるならば、その熱源は詩になっているか
ら、なんら矛盾はないと言える。ゆえに暴言を撤回します。

さらに抑圧の詩、不滅の憑依とはまた違う、違うけど似ている、詩に通じて、駆
け抜けて詩に達している、加えて不滅の豚足には密着している「意味を固定した
まま意味を爆発させる世界観」がよぎる。

三島由紀夫の『金閣寺』のなかに、
「金閣のように不滅なものは消滅させることができるのだ」
という言葉があります。
不滅なのに消滅できる矛盾だけど、虚空を貫通する峻嶮な思考を含んでいる。不滅は観念で、消滅は観念と実際に火をつけたら焼失の二つの意味があると思う。観念は物理的な形ではないから、認識で、変化させられる。
だから不滅を消滅と宣言しても矛盾はない。
ここでの不滅、消滅は意味を削ぐのではなくて、意味を強固に固定してぶつけて、新しい世界観を創出していると感じられる。でも結果的に不滅を消滅で破壊して吹き飛ばしていて、方法が違うだけで、意味上の矛盾を乗り越え、意味の構築から解放されている。

そもそもなぜ多様な解放を目指すのかを日夜こんこんと突き詰めていくと、それはウソがないから、ではないか。この世は何もしなくても多様だから、多様である以外はすべて脚色を含んでしまう。脚色のウソが混ざってしまう。意味が固定して、多様な可能性の一部を壊す。その一部が正しいと判断することで、さらに固定から抜けられなくなる。ということへの抵抗が詩になる。本質を目指すなら、必然的にそうなる。

「豚足のように不滅なものは消滅させることができるのだ」
観念の豚足は消滅した。
Ａさんいわく「豚足にとり憑かれた感じがない生活は非常にいいです。気が楽です」

執拗に「不滅の憑依、不滅の豚足」とは何か。
不快な記憶の想起から逃れる方法を考えるとき、想起をどうとらえるか、想起という言葉はシンの豚足編に何度も出てきます。これが気になっています。
プラトンの「アナムネーシス」まで遡って解釈すべきなのか。
脳科学の記憶想起や誤想起などへと意識を向けたらいいのか。
おのおのの経験から派生するおのおのの想起、文字通りの想い起こすに注目すればいいのか。

さまざまな観点があるにせよ、大胆にもすべての「想起」から出現する豚足の先っぽでもつかまえて、不快をなんとかしたいのですから「想起」からは離れたくない。そこが認知の起点であるような。先っぽが見え始めた瞬間すみやかに対処すれば、被害を最小限に抑え込むことに成功するかもしれない。そんな夢想も交えながら、出鼻をくじく態勢を整えるのです。

しくじって、豚足は堂々と腕に現れ、「意識すればするほど、ダメです」とＡさん。みずからの想起をコントロールするのはなかなかむずかしいから、想起だけを純粋に意識するのではなく、平行して、豚足の前に立ち、具体的な、自主的な機能訓練を育て、機能回復の獲得を目指します。

シンが指導する「軽く気持ちよく」着衣する過去の日常を想起しながら、豚足の出現想起と過去の日常想起のせめぎ合いだけでは純粋な想起の枠内から突破できないから、加えて、着衣の正常な、物理的な動きをていねいに試みる。果敢に加えていく。訓練に励む。それらによってとうとうＡさんは「軽く気持ちよく」左腕の着衣に成功する。成功体験は一過性ではなく、以来、不滅の豚足はさまざまな場面からも消滅し、実に見事な、日常回帰となる。

ちなみに、脳科学上の想起には記憶不安定化、記憶再固定化、消去学習、記憶連合などがあって、豚足の消滅は「消去学習」と言えるのかもしれないが、学習して出現した豚足を、豚足の消去を学習して消去する過程には、言葉だけではない、声だけでもない、身体を伴う動きも含めた三位一体が必須条件になるのではないか、と言いたいです。

あらためて「三位一体」とは何か。

キリスト教において父と子と聖霊は一致しているという教えで、さまざまな考えがあり、難解で、共通の答えというものはなく、理解するのではなく、信じる対象であるとする考えがあったり、聖書には三つは一つの神とは書いてはいないのに一体を唯一神とする考えがあったり、わたしは元の意味から乖離して、三つの根源としての三位一体を考える。

乖離しているから元の意味とは無縁だけれども、答えのない難解さからは逃れられない。という言い訳を用意しつつ、「意味が固定して、多様な可能性の一部を壊す」と警鐘を鳴らした舌の根の乾かぬうちに、無謀な解釈を羅列、繰り広げてみます。

言葉は非身体です。声と身体から遊離しています。その非身体の言葉が、人の内声、発声を伴って、その人の身体の内部で、または外部へと向けられるとき、あたかも言葉が声と身体に溶けて声と身体そのものになるかのように感じられるとすれば、それは錯覚なのだけれども、限りなく溶けて一致の域に入った言葉は完全に詩と化している。

想起に豚足が現れる揺らぎは、豚足という言葉が内声と身体に溶けていく揺らぎであり、錯覚だと自覚できたとしてもみるみる限りなく溶けて一致の域に入れば、もうそれは言葉と声と身体による三位一体の詩の領域なのだから、どうにも手が出ない。と言って諦めるわけには行かないので、そこはセラピストの手腕にかかる。

言葉が身体化する。身体化しない言葉は空虚で、真実から外れる。これも厳密には錯覚だが、そう感じさせる魔力が三位一体には内在している。

身体化には声が伴う。内声も発声もない身体化は生きた世界では想像の外になる。たとえば、知ることのできない死後の声が、声のない身体化に該当するのかもしれないが、知る術はない。究極的には、声のない身体化という知ることのできない世界を描くことは可能かもしれない。それは究極の詩になるのかもしれない。

身体化は必ずしも現実である必要はない。架空の身体化も当然ある。豚足然り。

言葉から剥いだ意味に意味があるとすれば、そこから声と身体とともに、新しく意味をつくっていけばいいのではないか。そうしてまた不自由になれば、また剥いで、つくっていくのだけれども、その行為には終わりはないので、答えにもたどり着けないし、それでも、個々の声と個々の身体ごとに個々の言葉はあると信じています。

人によっては、目に触れた言葉だけで即、声と身体が反応し、変身できる場合もあるのでしょう。

ひたすら身体の機能訓練を反復して望む変化を獲得できたり、いくらやってもできなかったり、内声、発声でのイメージトレーニングで目指す成果に達したり、いくらやっても無理だったり、人それぞれだとしても、言葉、声、身体の三位一体はいろんな場面で、優れた結果を残す確率が高いように思えます。リハビリに限らず、詩、小説、映画、演劇、芸術全般なんでも傑作は優れた三位一体になっているのではないか。

芸術全般に限らず、リハビリにおける言葉と声と身体の関係も基本は同じで、セラピストの言葉、声、身体と、患者さんの言葉、声、身体との対話によって、さらなる改善を目指すのだし、互いの言葉、声、身体にズレがあると、治療の一歩、一歩にもズレが生じて、放置したまま治療を試み、ルーチン化するにつれ、ズレにズレが重なって、いったいどこからおかしくなったのか、たどれなくなって、どうにも改善しないということもおこりうる。そうならないように、微細なズレには過敏でありたい。セラピストでなくても、おのれが書いた言葉が、おのれの、ほかの人の声を通して、身体に宿る、身体から発散されるときに、その言葉がどのように作用し、どのように響くのか、跳ね返ってくる言葉を聞き、それでよかったのか、それが人の声と身体に馴染むのか、経験したことのない驚きとなるのか、その言葉に触れたことで、触れる前と後で、世界が少しでも揺らいだのか、豚足への揺らぎは勘弁だけれども、予兆もなく、あるいは予兆に誘われて、どちらにせよ変身したい熱源へと変身できる揺らぎならば、是非とも変身したいものだし、それを感動と呼ぶのだから、言葉をそこに置くのなら、全身が生まれ変わる感動に触れたい、それがいちばんの願いです。

これらの断片は、不滅の憑依から生還したＡさんと、導きの担い手となったシンに敬意を表して。

と、締めくくろうとしたら、Ａさんの秘密は豚足だけではなかった。

Ａさん「先生の（舌）は、生きた肉で、ザラザラです。私のは死んだ肉で滑らかです」

シン「どういう意味ですか。もう少し教えてください」

Ａさん「先生の（舌）は生きている肉なんです。それから虫とかには、触覚って

あるでしょ。獲物を捕らえようとするときにザラザラしていると、ザってうまく
獲物を捕らえられるという感じですね。そういう意味で私の舌の真ん中の滑らか
なのは良くない意味なんです。だから自分の舌は死んでいるんです。まるで生レ
バーのようです」

Aさんは豚足の憑依から解放された後に「実は食べこぼしを何とかしてほしいの
です。外食が恥ずかしくてできないんです」と嚥下訓練を希望した。それから、
風呂上がりにおちょこ1杯ほどの水を少しずつしか飲めないから、水を思いきり
飲んでみたいとも。
そうして嚥下訓練が始まり、何段階もの訓練を実施して、機能的な質的変化が出
てきて「役割交代」を試みるときになってようやく上記の「死んでいる舌、生レ
バーの舌」の告白が飛び出す。それをどう解釈すればいいのか。

豚足も生レバーも、やや手応えのある機能回復を経てから初告白となる点は同じ
だけれども、豚足の場合は、シンとAさんの信頼関係ができたことも大きな要因
だと思うし、そうであるならば、次なる生レバー告白は豚足解放直後の嚥下訓練
希望時であってもいいのではと部外者であるわたしは勝手に思うわけで、ならば
信頼関係がそれほど強くなかったと冷めた目線を向けてみると、誰にも言えな
かった豚足の初告白はなんだったのか、やや手応えのある機能回復が何よりも重
要で、少しでも不快から逃れられたことの高揚感から勢いで豚足を口にしたの
か、いや、やはり日頃の対話による積み重ね、信頼関係を全否定するのは不自然
であり、しかし不自然とは何かと立ち止まってみて、そもそも脳の損傷によって
不自然なことがおこっているわけで、きれいな論理的展開の埒外にあると考える
と、Aさんの病理においては不自然ではない、自然な論理が分断されていること
も大いにあり得るなど、あれこれといろんな勝手な解釈を巡らせてみて、わたし
が気になったのは「役割交代」という明快な、素晴らしい、素敵な、的確な、対
話の距離が大胆に縮まる、素晴らしい（何度でも叫ぶ）に尽きる試みです。
それで、気になった要点は、シンの舌をAさんに触らせたというのが分岐点と
なって、そこでの比較認知から生レバーが出てきたのではないか、ということで
す。それまでは自分の口腔内の異常に気づいていたとしても、どういうふうに異
常を表現すればいいのか、具体的な例示を思い描けなかったのではないかと。シ

ンの正常な、ザラザラした生きている舌と、自分の舌はまるで違う、脳梗塞発症前の自分の舌もシンの舌と同じく正常だったと想起されたのかもしれないし、過去の自分を想起できないとしても「役割交代」によって、はっきりと、生きている舌と死んでいる舌、ザラザラした舌と生レバーの滑らかな舌への判別意識がきわめて明快になった、ということではないか。

シンに電話してみた。

わたし「舌を触らせるというアイデアは希少？　定番？」

シン「あの当時では役割を交代してという発想は稀だと思います。今では一般的」

再度「不自然」とは何か。

解明の罠が潜んでいる、とまず浮かぶ。物事を解き明かしていく思考というのは、論理的に、無理のない、納得できるという回路からはみ出したものをはみ出したままにはしないし、回路内で解明しようとする。それでもはみ出すものは例外として処理する。

そこで、基本の回路を自然回路とする。例外は不自然回路とする。論理的には無理のない、納得できる二分類になる。間違ってはいないと思う。でも、違うのではないか。自然回路と不自然回路ときれいに分類することじたいが自然な思考で、大きく全部を自然回路でくくることだってできるほど、自然なことだ。

謎ある物事を解明しようとすると、不自然な出来事も解明してやろうとなって、ほんとうは無理が生じているのに、例外に取り込んでなんとか納得してしまう、それは避けたいから、例外というものはないと反逆してみたいのです。

それは例外ではなく、解明できない詩の領域だから、詩のまにまに例外などない。不自然のなかを遊泳している人の動きは、論理からはかけ離れていて、脱線に次ぐ脱線が延々続いて混沌、多様そのものを泳ぐ。それが詩であり、その域に生きているかもしれないＡさんの脳内世界には例外などない。という目線が、もしかしたら、論理的に、無理のない、納得できる回路を捨てて、心地よい解明の罠から逸れて、詩そのものに向き合える契機になるのかもしれない。そこでは不自然こそが自然で、その自然に触れる対話ができれば、詩の感動が得られ、患者さんとの対話も少なからず飛躍するのではないか。と願う。

別の言い方をすれば、読者にわかるように書かれた一般的な散文の思考を捨て
て、わかるようには書かれてはいない詩に触れてみることは決して無駄ではな
い。と願う。

念押しに言えば、不自然や例外を自然と感じられる思考や感性は、断裂や脱線や
吃音の詩に通じる。というか、断裂や脱線や吃音こそが、詩へとうねる空隙を拡
張するし、空隙へと引き裂くことができる。

そう、滑らかな語りを引き裂くのが吃音であり、吃音で浮かぶ詩人はルーマニア
のゲラシム・ルカ。吃音とともに言葉を過剰に反復しながら言葉を次々と変身さ
せていく、いや言葉じたいが自意識をもって変身していくかのような姿には圧倒
される。

言葉じたいが自意識をもって変身していくかのような、というのは、詩人の目線
が消えていくかのような、ということであって、それは詩が不特定多数に放たれ
て、詩そのものが解放される詩の理想形だと、絶賛したい。

また、過剰な反復を饒舌と置き換えると、吃音と饒舌の相反するかに見える融合
が、重度発達障害編で扱った「無言と言葉の対話」から「無言の饒舌と言葉の饒
舌の対話」へと膨らんでいく流れとも共鳴するのではないか。

元に戻って、Aさんの嚥下訓練希望から生レバー告白に至るまでの長い断裂が、
脱線が、不自然さが、一般的な自然を切り裂く吃音とも共鳴していて、さらには
一般的な言葉をもたない重度発達障害編の女の子の無言とも共鳴していて、そう
そう、Aさんは生レバー告白まで舌の質感に関しては無言でいたわけで、しかし
それはあくまでも表面的な無言であって、女の子の無言も表面的であって、脳の
断裂には「無言の饒舌」が染み込み、「言葉の饒舌」と向き合って、黙々、騒々、
表れ現れそうな淵で、詩のうねりとなってみな共鳴しているのだと、わたしは言
いたいです。

舌の正中線にパンして注目。

舌の真ん中に縦に線を引くとしたらどこか。舌を鏡で見なくても、感覚的にどの
辺りかはわかる。それがわからないとか、Aさんのように感覚がやや左へズレて
いると、食べたり飲んだりする運動が歪む。歪むから、ムセる。食べこぼした
り、飲みこぼしたりする。

左右対称の真ん中にフォーカス。

左があって、右があって、真ん中がある。どれが先んじて位置が決まるのか。左と右が同時に詰め寄って真ん中になるのか。真ん中が最初にあって、その両側が決まるのか。これは延々答えが出そうにない。だけど、脳ではどう判断しているのでしょう。Ａさんはどういうことになってやや左にズレたのでしょう。

わからないことはシンに電話。

シン「原則左右の身体を介して、真ん中が生まれた。だから、治療も左右の身体から感じられる情報源を大事にしつつ、再統合するアプローチをしています」

Ａさんの舌以外、全身の正中線はどうだったのかも問うた。Ａさんの立つ、歩く、座るの姿勢に目立ったズレはなかったようだ。

リハビリで、舌の正中線の再構築が始まった。結果、ズレは修正学習され、正常な真ん中へとおおむね一致する。そのほか、Ａさんの口唇の表在覚、顎関節位置覚、咬合知覚、口腔内知覚、みな正常に。ほぼ希望に見合う成果が出揃って、食事がスムーズになった。

脳が負った損傷は消えない。脳の違う場所で再構築されたのだ。というのが通説になる。

違う神経組織を使って、正中線は復活した。失ったものと、新たに得たものとの関係は、実に普遍的な、素敵な、生命の根幹に響く、勇敢な作業に思える。脳には、その力があることの証明であり、その損傷の程度にもよるのかもしれないが、その可能性の傍らに立って、セラピストとＡさんの嚥下訓練の対話を真摯に受け止めたい。対話の中身は、正常域に達した口唇、顎関節、口腔内の細分化に散りばめられて、個々に点在している。訓練は20か月に及んだ。長期化したのは、それだけ初期の状態が重篤だったからで、初期にはスプーンの凹凸がまったくわからなかったし、模擬食塊の形態の認識も困難だったことからも伺える。

無味無臭の模擬食塊。セラプラストという医療用粘土でできた食塊。

なのに、やがてそれを噛みながら美味しいと感じるようになるＡさん。その味覚はどこからやって来るのか。硬さ、柔らかさを感じるようになり、

Ａさん「ヨモギ（まんじゅう）になってきましたね。うまそうな感じに。美味しいもんが入った感じですね」

成果が出現する患者さんの言葉に出会うと、そこに至るまでのもどかしさが浮か

んでは消えて、いくつもの条件が連携して「美味しさ」を生み出したと言えて、さらに模擬なのに、模擬ではない「美味しさ」が喚起されるという、そこに詩を感じる。言葉の意味を剥いでも、逆にそこに流入してくる多感な、味で言えば、甘味、酸味、塩味、苦味、うま味といった生理学的な、いわゆる基本味、そのほか嗅覚、視覚、触覚、聴覚、記憶なども影響しての知覚心理学的な風味なども加わる複雑な体系が「美味しさ」を生み出すと考えると、超然とした出来事に思えてくる。だからこそ、そこには超然とした詩があり、ヨモギまんじゅうに凝縮されて、平易で、個人的な好みの、一般的な食べ物として、超然の意味は俗にまみれて剥がれていると見えたりするのかもしれないけれども、そう見えることのほうがまやかしであって、超然たる詩は厳然と美味しさの一つひとつに宿っている。などと公言すると、オーバーに聞こえるかもしれないが、本気です。

さらに刺激的だったのは、下記。

Aさん「軽く舌で潰せるという柔らかいという程度の感じでは、その飲み込める、いけるという感じは薄いのです…顎の連携がないとだめなんです。顎の連携があると上の歯の天井に舌先がくっつく感じが強くなるし、それが働くと、まとまりとしてのものが奥へ進んでいきやすいのです。そして喉が開いてくれる感じにつながる気がしますね。喉の奥が準備してくれる感じですよ。それから選択できるようになってから変わりましてね」

シン「どういう意味ですか？」

Aさん「これは噛まんとあかん。これはもう飲みこめるって感じが口のなかでわかってきたんです。これは噛んでいいから液体と一緒やとかですね。以前はなんでもわからんからとりあえず噛んでやらなって思ってましたね。舌と天井との間で感じるということや潰すって感じがわからなかったから。これは噛まんとあかんよ。これはもう大丈夫だよって教えてくれるようになったんですよ。先生、それは舌だけのことじゃないですよ。唇も関係してますね。前はしっかりしてなかったから、今はいったん入ったから逃がさんとこって働いているんですよ」

美味しさに至るまでの論理的な思考が滑らかに顕在化している。各部位のとらえ方が的確で、自分が感じていることがきれいに言葉になっているように感じられる。

顎の連携
上の歯の天井に舌先
喉が開いてくれる
喉の奥が準備
舌と天井との間で感じる
唇も関係

Ａさんの部位を含む言葉を切り取って並べただけで、詩になる。

軽く舌でつぶせる
舌先がくっつく感じが強く
奥へ進んでいき
これは噛まんとあかん
これはもう飲みこめるって
わかってきたんです

液体と一緒やとか
とりあえず噛んでやらな
つぶすって感じがわからなかったから
これは噛まんとあかんよ
これはもう大丈夫だよって
教えてくれる

これもただ切り取って並べてみただけで、詩になる。
わかってきたんです、教えてくれる、そういう素直な気持ちになる。このわたし
でも、いくらかは素直になれる気がしてくる。

受け取る側の精神性にもよるのだろうけれども、素直に響く言葉に到達する契機
になることも多々ある。
上記のＡさんの言葉からは、まだまだ詩をつくれる。

それから 選択 できる よう に なって から 変わり まし て ね こ
れは噛ま んと あか ん これ は 噛ま ん で いい

こんなふうに吃音めいた配列で断裂すれば、その断裂から漏れる空気が、わから
ない難解さへと解放されることもよくあるのだけれども、そう、難解な言葉を用
いないで難解になることはいくらでもあって、難解というのは、ごく自然な世界
観であり、脚色のない、そのままの姿であり、わかりやすくつくられた物語とは
異なる本質であり、解き放たれた場所は、謎に満ちていて、謎の一つひとつを
拾っては、ああでもない、こうでもないと考える。滑らかに繋がった言葉「それ
から選択できるようになってから変わりましてね。これは噛まんとあかん。これ
は噛まんでいい」だと、意味がすらすら入ってきて、難解さは素通りして、見
失って、異なる場所も出現しないで、わかりやすくて、理解した気になってしま
う。わかりやすさも大切だけれども、ときには断裂した、細分化した景色を探り
出して、違う方法や違う抜け道を探してみてはどうかと、わたしはときどき自分
自身に言い聞かせています。

そ れか らせん たくで きる よ うにな って か らか わ りました
てねこ れは か ま んとあ か んこ れ はか ま ん でい い

というふうにもできたり。さらにデフォルメして、

反れ 殻 せん 宅 で 切る 夜 宇に 鳴っ手 殻 かわり 増し 手ね
凝れ は 噛 マン と 赤ん 凝れ ハ 噛 蔓 出 言言

違う意味の混乱を加えたり、患者さんの病態においては自然体である混乱した言
葉群があったとして、それを読んで、聞いて、触れて、セラピストはどのように
見極めていくのか、想像し、意味のズレを発見し、どのように治療に活かしてい
くのか、多様な角度があって、多様な詩があってもいいように、多様な治療の方
法があってもいいと素人ながら身勝手に想像しています。

難解の説明で使った「脚色」について。

わざと言葉を断裂させた配列こそが「脚色」なのではないかとの疑念のある方に。確かにそれも脚色なのだろう。混乱や断裂の作為があるならば。それを認めたうえで、ごく自然な難解さを誘発する断裂こそが自然で、それを確かめたいがゆえに断裂の誘惑に負けて、さらに断裂へと全身で没入し、かたや、滑らかに意味の繋がった心地よい配列には気づかないウソが混じる場合もあると注意しながら、それはつまりこういうふうにわたしが説明する文章にも注意が必要で、わたしは常に疑わねばならないと、このことにこだわり始めると書けなくなるのですが、書けなくなる前に勢いで書いて、後で読み返して削除した地点からまた考えて、書いて、また消して、書き残した言葉がそれでいいのか、違う言葉に変えたほうがいいのか、迷子になりながらこのような「もがき」の中身を分解していくとそのなかにも「脚色」が忍び込んでいるかもしれず、熟考しているかのような「もがき」がかならずしも信用できるとは限らず、果てはないのだけれども、ずっと果てがないと眠ることもできないので、眠る前には祈りを捧げて、祈りの言葉に託してその日その日を閉じて眠ることにしています。眠りは救いであり、日々の断裂でもある。断裂に詩が忍び込む。

断裂にもいろいろあって、空隙だらけの断裂のほかに、たとえばゴダールの映画『イメージの本』のように、数秒から数十秒程度の断片映像を次々と繋ぐコラージュで全編が構成されていて、中身はさまざまな映画の断片、現実の紛争などの生々しい断片が散りばめられてあり、最初から最後まで圧倒的な密度で、断片と断片の連鎖にわかりやすい因果を望めない「怒涛」と呼ぶのが相応しい、あるいは「饒舌」多様そのもの、無限に続くかと錯覚してしまう非物語の連鎖、それら密に詰まった連鎖であってもカットの一つひとつごとに断裂がある。

これら密に詰まった一つひとつが、それらの断裂が、脳の損傷による意識の断裂や飛躍をイメージするときに、共振する。

これらとの対話はたいへん忙しい。次々と降りかかる。言葉、声、身体を駆使して、言葉、声、身体を受け止める。

また、アンバル・パストの長詩『捧げる詩』の最終連

法律で真実が禁じられている国々に生まれる子どもたちに
名前を変えてしまい
何年もの間家族に声もかけていない人たちに

一度も同じ寝床で眠らなかったが
共同墓地に一緒に埋められている人たちに
この詩を死体保管所で首を刎ねられた詩たちの中に
息子を探し求める母親に捧げます
どれが息子の死体であるかわからずに
一つひとつを抱いて別れを告げる女に

これらの一つひとつにも、一つとして失うことのできない共振が潜んでいる。
言葉を失い、声を失ったとしても、息子の身体を抱く。身体が見つからなくて
も、言葉を蘇らせて、声を聞く。声を返して、対話の言葉を刻んでいく。

断裂の一つひとつのなかから、脳を支配していた「死んでいる舌、生レバーの舌」
は消えた。
豚足も生レバーも解決してＡさんの通院は終わった。
一年半後、シンはＡさんの自宅を訪れる。そこで、Ａさんに目を閉じてもらっ
て、両腕がどのようになっているかを聞く。結果、右腕は鮮明に細部までイメー
ジできた。だが、左腕は曖昧だ。どのように曖昧かを詳しく聞く。
左腕はあるけど霧がかかっていて見えにくい、指は曲がったままで、シンがＡさ
んの肩や腕を動かしてみると、左腕は引っ張られる抵抗感あって重い。

シン「手の指は5本ありますか？」
Ａさん「いいえ。親指から3本しかありませんね」
目を開けて左腕を見たら、ちゃんと見える。指も5本見える。なのに目を閉じた
ら指は3本になる。
ちなみに豚足の指は4本だ。
豚足を食べる習慣のある沖縄などの地域住民に豚足の指は何本と聞くと、2本、3
本と答える人も少なくないらしい。
Ａさんの豚足は完全に消えたし、不快感もない。だが指は3本しか意識できない。
脳損傷の後遺症として、そういうことはよくあるらしいのだが、指3本というの
が豚足に直結しそうになる。
それを払拭してみても、自分の身体の一部が見えないって怖いよね、とわたしは

自問する。豚足よりはマシと自答してみても、わたしの恐怖は消えそうにない。

たとえば、自分の内臓は見えない。見えないけれど、あるという知識を添えて信じているだけだとも言える。

自分の心も見えない。見えていると自覚した矢先に逆の動きをしていたり、見えないという諦観の直後に詩として顕在化したり、見える見えないの話を始めたら、いくらでもありそうだけど、これらと指が3本は違う話なのか。

見える指3本に注目していたら、見えない指2本が気になってくる。指2本はどこにあるのか。脳の損傷にくっついてもっていかれたのか。どこかで眠っていて、覚醒を待っているのか。

見えないものを追い求める詩にとっても、消えた指は気になる。気になるのが過剰になると、見えないはずの指2本が見えてくる気になる。見えてきたら見えてきたで、どうして見えなかったのに見えるようになったのかと気になって、やがて怖くなる。

怖い、怖くない、慣れているか、慣れていないか、その人の性格もあり、いろんな要素が絡んできそうだが、わたしは怖い話は苦手です。

シンの豚足編冒頭で提示される何者かの威嚇や幻触の話だって、怖いです。

豚足に憑依されたらと想像するだけで、わたしは怖いです。

怖いときは、それを相殺する心理が働く。

この世は、相殺で成り立っている。危機管理として。フラットに考えると、ラク。という個人的な「この世」の話で、できるだけ鞣してフラットな場所から考えていると、ほんのわずかな、明るい突起が見えたりすることだって、ある。その突起から新しく展開できればなおいい。

相殺にもいろいろある。

たとえば、訓練で習得して、気分よく、家に帰ったらできなくなっていて、また一週間後にセラピストと対話して、訓練して、できるようになって、数日したらまたできなくなっている。自分の意思とは別の場所で、勝手に相殺されているような具合だ。そんなことがよくおこるとシンから聞いた。

認識一つで変化するとしても、その一つにたどり着くまで、変化が思いのほか一気に訪れる場合あれば、歯がゆくも長い月日を要する場合もある。

習得した動きが消えずにいつまでも持続する。いかにして認識一つが「持続」するのかは、いかにして「対話」するのかと同義であって、断裂との対話とも言

える。

断裂は絶対ではない。何かの拍子に、絶対ではなくなる。不滅が消滅したように。

シン「家での食事ではどう変わってますか?」

Aさん「そう言えば、ムセも減りましたね。うどんとかラーメンの太さとかもわかるようになったし、どの程度の量が口に入ったというのも、どのくらいのメカタ（秤の意味）か、大きさかっていうのがわかってきたので…完全に変わりましたね。全部今までの訓練は関連していると思います」

完全に変わりましたね、と持続。完全に。

全部今までの訓練は関連していると思います、と。訓練と対話がうまく繋がっている。全部。

完全に。全部。強調を素直に信じて。

不滅が消滅した光景の持続。素晴らしいです。そのためにセラピストは対話する。

わたしも日々、見る見えない対話、しています。

言葉を読む読めない対話を。

声を聞く聞こえない対話に。

身体に触れる触れない対話の。

自分の内部のいろいろな対話とも対話します。対話を対話に重ねた対話の地層とも対話します。

と、対話を延々唱えていると飽き飽きしてきます。だから、ときには対話から離れてみたい。完全に離れられるならば、想像もできない未知が広がるかもしれない。未知は怖いけれども、惹かれます。わたしは怖い話が苦手なのに、未知なら惹かれるなんて、驚きです。でも、対話のない未知の話ですから、未知が未知でなくなるまで諦めず、自問自答、自己内対話もせずに、果たして過ごせるのでしょうか。と、もうすでに自問しているのですから、いかに対話から完全に逃れるかについては、難題中の難題です。

なのでわたしは早々と諦めて、対話の地層の、雨ざらしを避けて、涼しい場所を見つけて、そこに手軽な椅子を置いて、果てのない地層をのんびり眺めています。たまにはのんびりもいいと思うのです。山あり谷あり海あり、ここまで駆け

てきましたから。お腹も空いてきました。

うどんかラーメンか。

Aさんは？　シンは？

わたしは細く長く、ラーメンにします。ラーメンができるまで、

詩の礫浜　波の侵食に　耐えながら

食後、自分の内部を見つめていると（見えないけれど）、自分のなかにたくさんの人がいます。物があります。形の有無にかかわらず。豚足もその一つと考えてみます。不気味で、突出して驚くけれども、多かれ少なかれ、みな異物を抱えている。

以前、わたしは内部の景色を詩にしてみました。景色は日々変化します。その日は「寄生品」の気分だったのです。

寄生品

左の肘の辺りには男がぶらさがっていた、知らない人だが大した問題にならない、右の手の親指に女が噛みついた、遠い昔にすれ違った人だと女は告白し、人だと言われたら人ではないのかと疑われ、額には小さな手があった、火傷のような焦げた色でぺったりはりついて剥すのは大変だと思った、小さいから幼児の手だとはかぎらない、右の肩の上には太った男が座っていた、齢は百に届きそうな皺で覆われていた、皺の襞はごわごわに見えるが触れると案外やわらかい、背に食卓を置いてパンとスープを食べる男の顔は何度もコピーされていると青いスープに浮かぶ水着の女はいった、女の声は男の背骨の隙間から洩れていた、スープが波を打って心臓に届いた朝の瞬きで女の気配は消えていた、わかることはきわめて少ない、次々と擦過する傷、のようなものでできている、トレッキングシューズの紐がほどけて蛇の足は立ち止まった、深く息を吸い込み首筋を結びなおした、左の耳と右の耳の様子が違うことに気づいたのは短いパルスの繋ぎ目に舌をのせたときだった、左は黒くて尖って、右は黒くて尖って、でも違う、試しに左の耳から外したムール貝をバターで炒めて腿に生えた芹を散らした音を食べてみた、音には味があるし、固めに茹であがった腕からも音がして途切

れそうもなかった、俯いたとき両の耳は急に雪で覆われ、数えきれない耳との比較ができなくなった、鳩尾で蹲る女の頬は何度もめくれ、そのたびに違う女が現れた、女の編んだ吐息は鎖骨で砕けた青い炎を抱えて陳列ケースに並べられ売り物になった、ならないものも並べられた、日に日に燃える闇では同じ品々の交換も珍しくなかった、逆さまになっても、闇が消えて見えなくなっても知らないうちに青い炎はいずれ売り尽くされるのだろう、それでもああわたしはわたしだけの一個ではない、と延髄から滲む空の端に辛うじてぶらさがった

引用

捧げる詩　アンバル・パスト詩集　土曜美術社出版販売　2019
寄生品　菊谷浩至　詩と思想2019年6月号

第3部

［対話］言葉への向き合い方
セラピストの場合、詩人の場合

言葉に「なる・ならない」っていう始め方はよかったのかな

本田慎一郎（以下、シン）　今回、僕らは言葉にならない世界を言葉へということ
で重度な発達障害を抱えている女の子について言葉で表現してみました。
そして次に言葉として語られた世界を言葉へということで、左片麻痺の患
者さんのＡさんについて言葉で表現してきました。この作業を二人でやっ
てきたのですが…まずはそれでいいのか…

菊谷浩至（以下、KOJI）　そうだね…語られる世界と語られない世界、そもそも分
ける必要ないよね。表面的には言葉がある、言葉がない、だけど、どちら
にしてもその言葉のあるなしの奥の方というか、源へ入っていかないと、
多くのことはわからないのではないか。それがリハビリテーションの前提
ではないかと。それから詩作の前提でもあると…

シン　結論としてはそうなるのかな…

KOJI　うーん…確かに、最初は2つは別のものという考えがあったんです。最終
的にはそれを融合させようという目論見で…それが、「重度発達障害編を
読んで」を書き、「豚足編を読んで」を書きながら、ふと、そもそもシンと
患者さん、利用者さんとのこの2つのやりとりって本質的には同じではな
いかと気づいたというか。なんでそう思ったかというと、僕がさっき言っ
たとおりなんだけど、言葉があるとか、ないとかっていうのは表面的な話
で、重度発達障害編の女の子は実際、話すことはできない。言葉はない。
豚足編のＡさんは、実際は話せる。言葉はある。言葉が表面的にあるか、
ないかっていうだけのことなのではないかと。それもひどく表面的な意味
での言葉というものの考え方の前提にたったうえでのね。でもそれって、
どちらの場合も、要は、その人の奥のほうの世界を見るしかないわけで。
そうすると、語られる世界と語られない世界と最初に分けて考えないほう
が話が早い。（笑）

シン　語られる世界と語られない世界とを分けるというのは、その両者の間との
折り合いとか、あるいは関係について突き詰めていくことでこの両者は違
うのではなくて相互依存的なんだ、あるいは対話的なのだということを考
えたかったわけだけれど。どうやら、そう簡単にはいかないみたいですね。

KOJI 相互依存的だとか対話的だということは、ある意味、結論なのかもしれな
いけれど…

シン そうですね。相互依存的という意味は、その結論としては僕らが自分の思
いを相手に伝えるための手段という観点で言えば、言葉とか、あるいは言
葉では表現しきれないものを伝えるためのジェスチャーというようなある
種、意味として言葉に似たものを互いに共有しているということを言って
るわけですからね。

KOJI それはリハビリの臨床ということで言えば、セラピストや患者さん、利用
者さんが実際に使う表現方法の話ということになるよね。であれば、言葉
を使う、使わない、身ぶりを使う、使わない、どちらにしろ、患者さん、
利用者さんの表現の、目に見える表現に至る前の、見えない奥のほうを見
る、聞こえない声を聞くためにどうするか、ということに集中すればいい
のではないかと。それが重要だと思うから、最初に語る、語らないで世界
を二分する必要はないんじゃないかということです。でも、最初から分け
ないほうが話は早いとは言いつつも、ではいざ表現方法として言葉、声、
身体といったことのどれをテーマにしても、結局は答えが早く出るわけ
じゃない。(笑)

まずは、その人とその人自身の言葉との関係がいろいろとある

シン じゃあゆっくりと、まずは言葉について思うことから。言葉は人間のため
に生まれたものであるには違いない、けれどもその目的を知ることはでき
ない…っていう考え方があるけど、KOJIさんどう思う?

KOJI それはとても難しいね。と、いきなり挫折しそう (笑)。人間が言葉をもっ
ているというその目的のこと、と同時に言葉とはそもそも何かという大き
な命題があるから、いろんな表現ができるだろうけど、とどのつまりは、
自分はどういうふうに言葉を使いたいか、それを使って現実とどのように
接したいかと、自分がその言葉を使うことを必要としているその現実のな
かで考えたほうがいいのではないかな。

シン ならば僕は、言葉を良い意味、良心的な意義をもって使いたいですね。

KOJI そうですね。良い意味、良心的な意義、僕はそれを重度発達障害編の最後

のほうで「明るい本質」という言葉に託しています。まぶしいほどに明るいと。あっけらかんと大仰に言うとウソっぽく感じる人もいるでしょうが、本質と聞くと、なんだか重い言葉で、暗くて、だから軽やかに明るいと言ったりしてはいけない、もしもそういう固定観念があるなら、それを剥がしておいて、本質は明るいときっぱり断言したい。願いというか、本質は人が生きている根源的な姿だと思うのです。単純に、生きていることは明るいと換言してもいい。これに対して、生きていることは苦しいという、よく言われる精神性に比較すれば、真逆だし、相容れない。苛酷な現実との対立は解決しないかもしれない。明るいか苦しいか。簡単には言い表せられないけど、とにかく少々無理があったとしても僕は明るい本質でありたい。この僕の熱弁（笑）は別として、セラピストは患者さん、利用者さんの苦しい、重い、暗いを取り除いて、すっきりと明るい、軽やかな、楽しい動きへと誘導したいのだから、問題点の本質を明るくイメージして、その明るさへと向かっていく、ということではないですか。

シン　いい表現ですね。問題点の本質を明るく。…自分自身の経験として言えば、それは吃音につながっていくんです。KOJIさんは「豚足編を読んで」のなかで三島由紀夫の『金閣寺』の話を語ってくれていましたね。僕自身も調べものをしていて見つけたのですが、その『金閣寺』の登場人物で吃音の人が出てくるんです。そしてこういう発言をしているんです。

…吃りは，いうまでもなく，僕と外界とのあいだに一つの障碍を置いた。最初の音がうまく出ない。その最初の音が，私の内界と外界との間の扉の鍵のようなものであるのに，鍵がうまくあいたためしがない。一般の人は，自由に言葉をあやつることによって，内界と外界との間をあけっぱなしにして，風とおしをよくしておくことができるのに，私にはそれがどうしてもできない。鍵が錆ついてしまっているのである。…

…三島由紀夫『金閣寺』

こんなふうに文章の一部だけ切り取って解釈することは賢明ではないけど、吃音というもののとらえ方について語っているということで言えば、この文章のなかからは、問題点の本質の明るさはまだ見えてこない。で、

その一方で、たとえば作曲家の武満徹さんは、その明るさが見えてくるような気がするんです。

…ぼくは吃りでした。吃りというのは言いたいことがいっぱいあるということで、想像力に発音が追いつかない。発音が追いつかなくとも、でもぼくはしゃべっているのです。このとんでもない「ずれ」はいつまでもぼくのどこかを残響させ、それがそのまま作曲に流れこんでいったように思います。…

…武満徹『音、沈黙と測りあえるほどに』より「吃音宣言」

KOJI　武満さん、いいですね。明るい本質といってもそれはけっして日常の苦悩を無視しているわけではない。苦悩も含めたうえで、明るい響きとして放ちたいですね。大仰じゃなくて、些末な、ちょっと笑える言葉でもいいから。

シン　さっきこれは僕自身の経験からって言いましたが、それは言ってみれば吃音と多弁の話です。つまり吃音という自分の体験を今現在の思考でとらえなおしてたどりついたことなんです。先に結論を言っておくと、僕にとっては、吃音も多弁もその本質は同じということなんです。僕は、小学生から10代後半の頃は、深刻ではなかったにせよ、吃音で少々悩んだことがありました。でも幸いにたくさんの理解ある友達に恵まれ、それなりに楽しくやっていました。

現在では、ほぼ僕の吃音はしゃべることの表舞台から姿を消しました。いろいろな方法で自分なりに克服したわけです。そのかわりに徐々に多弁が姿を現してきました。流暢すぎるほどに流暢に話す、そう言われたこともありました。それが理由で問題も始まりました。たとえば、熱が入ると人の話をまったく聞かず一方的に話し続けてしまうんです。頭に話したいことがいっぱい浮かぶと、相手の話を遮ってでも話したくなるんです。言葉として今出さないと言葉が消えるんです、僕の感覚としては。自分の今浮かんだ言葉が消えることに我慢ができないという感覚なんです。さらに興奮するとマシンガンのように言葉を浴びせ、相手を傷つけるというような事態になっていく。吃音があった時代は、むしろ人の話が聞けたんです。どもるから自分の話す時間は相対的に少なく、結果的にゆっくりだったか

らかもしれないけど。いずれにしても、話すことが上手くいかない経験の
たびに、反省したり、自分なりに工夫しようと努力するけど、また失敗す
る。まあ、でも僕の性格的なものと理解ある人たちがフォローしてくれる
ことによって、いちいち暗くなることは少なかったし懲りなかった。そう
やって僕の吃音の問題は次第に消えていったようにみえて、その一方で
しゃべることに自制がきかない状態を自分でも自覚するようになったと、
つまりそれで言いたいことは、僕のなかでは、吃音も多弁も本質は同じ
で、コインの表と裏みたいなものということなんです。吃音は克服した
と、そう思い込んでいただけで完治していない。その姿を多弁という形に
変えただけなんだと。僕にとってはやっぱり言葉を使うこと、具体的には
相手があるところでしゃべることについてはずっと不自由さがある、思い
どおりにこれを操れないという問題がつきまとっているということです
ね。吃音は相手を結果的に待たせてしまうという時間の遅延というか武満
さんのさっきの言葉で言えば「ずれ」をつくる。そして僕の多弁もまた相
手に話す機会を与えないことでその人が話すことに「ずれ」をつくらせて
しまう。どちらの場合も、僕は他者と向き合ったなかで言葉を介したコ
ミュニケーションの時間をうまくつくれないことに変わりはないというこ
となんです。これが自分の経験からわかってきたことなんですが、でもこ
のしゃべれないとかしゃべりすぎるということから見えてくるような、言
葉のやりとりにはどこかにいつも「ずれ」があるのかもしれないという発
想って、ひょっとしたらリハビリテーションの治療に活用できるヒントを
秘めているんじゃないかって、そんなふうに思うんです。少なくとも治療
のなかで患者さんとの言葉のやりとりの重要さに気づいているセラピスト
には大事なヒントがあるんじゃないと。臨床では基本的に、患者さんとの
対話を通してその人が抱える病理の分析の手がかりになるような意識内容
にたどりつこうとします。そのときに考えられるのは、その人との言葉の
やりとりの内容から想像できるその人の意識内容とその人の抱える病理と
が一致するところがあるであろうという可能性と同じくらい、実はそれが
同じものではない可能性もあるのではないのかということです。もちろん
これは一般論として「病理が同じであってもその意識内容は違うことがあ
るし、意識内容が同じようでもその病理が違う」ということでもあるので

すが、今言いたいのは、もっと臨床で具体的におこなっている対話のなか
で使っている「言葉」の働きのことなんですね。さっきからしつこくしゃ
べってきた「ずれ」、つまり言葉のやりとりにはそれをやっている当事者
の意識内容とそれを表現している言葉という方法との間にいつもどうしよ
うもなくギャップというか「隙間」があるんだという意識をセラピストは
もったほうがいいということなんです。

「意識すること」と「それについて言うこと」とを繋ぐ

KOJI　まずはね、その吃音と多弁の本質が同じって、面白いね。その発想はな
かったなあ。なかったのに、不思議なことに、似たことを考えていたこと
になるね。豚足編で、僕は吃音の詩人と呼ばれもするゲラシム・ルカのこ
とを書いた。彼は吃音とともに言葉を過剰に反復する。言葉を次々と変身
させていく。まるで言葉じたいが自意識をもって変身していくかのように
も感じられる。その過剰な反復を饒舌と置き換えると、吃音と饒舌が別物
ではなくて、仲間みたいな印象になったんだよね。ただ、それはシンの言
うコインの表と裏の印象で、実際に吃音のシンが多弁のシンになるという
ことまではイメージしてなくて、そこが鮮やかというか、凄い。

シン　良かったです。通じて。とはいえ僕のたどりついた仮説は、あくまで僕が
生きてきた経験を踏まえてなので一般化はできませんけど。KOJIさん、
僕は今、吃音と多弁がコインの裏表という言い方で言葉がその性質として
もっている「ずれ」の話をしました。で、リハビリテーションの治療に発
想としてそれが活用できるのではないかとも言いました。その具体例につ
いて、ちょっと補足させてくれます？

KOJI　いいよ。どうぞ。

シン　ありがとうございます。意識内容と言葉を使うこととの間にある「ずれ」
の実例になりますが、ここでは二人の患者さんに同じようなことを経験し
た話をします。これはある二人の左片麻痺の患者さんです。仮にAさん、
Bさんとします。お二人には麻痺側の臀部に体重をかけないという現象が
共通してみられました。そこで僕はAさんに、自分自身が傾いて座ってい
ることに気づいてもらおうと思って彼に「まっすぐ座れていると思います

か?」って尋ねました。そうしたらAさんは「まっすぐ座れてないよ。でもこの方が楽なんだよ」と答えました。今度はBさんに同じような問いを投げかけてみると「まっすぐ座れてないよ。でもこの方が楽なんだよ」と、同じ答えでした。こうして同じ答えをするお二人が抱えている病理を理解するためには、自分がまっすぐ座れているか座れてないか、座れてないならなぜなのか、といった言葉を使って理解できるような対話を続けていても理解の手がかりがみえてはきません。そこでセラピストが次に考えなければならないことは、同じような言葉を使って表現している相手のことをさらに理解するためには、別の、どのような言葉が必要なのだろうということ、つまり僕は彼らに対して次に何を尋ねるべきなのかということが治療を左右する条件になってきます。そうやってお二人にはそれぞれに違う質問を考えながら彼らの答えとしての言葉を引き出していったのですが、そこで発見がありました。Aさんは、麻痺側のほうに体重をかけると非常に不快なしびれや痛みに近い感じになることを経験していました。一方、Bさんは、麻痺側の表象が欠損に近い状態で、それをどこかで感じていて、物理的にはある身体であっても脳のなかの身体部位がないなら、ないところへ身体を預けるような不安なことはしたくないと思っていました。これが、記述は一見同じにみえるけど本質は違う、麻痺側の表象の異常という意味では同じとも言えるけれども、麻痺側について意識し、知覚できているからこそその記述なのか、そうではなくて、意識にのぼらないゆえの記述なのかという、まったく違う意識内容の生まれ方の例だと思うのです。

KOJI　そうやって2つの症例を並べて、わかりやすいし、見事に比較されていると感じる。

シン　ありがとうございます。よかった。もうひとつだけ付け加えさせて欲しいことがあるんです。僕の吃音と多弁の本質についての仮説。

KOJI　仮説?　どうぞ。いいですよ。

シン　吃音と多弁は真逆にみえる言語現象です。でもおそらく本質は変わっていない。だって僕にとって、他者に眼差されているなかで、緊張せずに、ゆるやかな時間を、和やかに自らつくれないという状況そのものは依然として変わってないと言えるから。では、さっきの具体例はどうだろう。片麻

痺の患者さんの麻痺が本質だと思います。つまり病前のようには意に沿っ
て動けなくなったことが本質。だとすると、回復するとは、患者さんで
あった人が元患者さんになること、つまり意に沿って動けるようになるこ
とと言える。明るい本質へ変わったとも言える。だから真逆へは向かって
いないでしょ。そう考えると、僕の吃音と多弁と同様の構造をしていると
思うのは、摂食障害に苦しむ拒食と過食だと思うんです。これは話すとい
う言語現象の問題と食べるという現象の問題を同じ立ち位置で本質を検討
することができそうだから。この、言ってみれば「本質を隠すかのように
真逆の現象をつくりだす」ということがリハビリテーションにおいてあり
えるのかどうか。これは現段階ではほとんどわかっていないことなので、
本質とは何かということを含め、今後の継続的な研究課題としておきたい
と思っているんです。

KOJI　刺激的な課題ですね。言われてみれば、拒食と過食、吃音と多弁の対比構
造は似ている気がしますね。拒食と過食って、両極端だけど、一人の人の
なかで拒食から過食へ、あるいは過食から拒食へと変化したりするで
しょ。両極端に見えるけど、拒食の記述と過食の記述を並べてみて、あ
あ、本質は同じだってどう見抜くのかということを想像するとき、記述を
どう読み解くかって、とても大事なことですよね。さっき話してくれたA
さんやBさんの場合でも、記述は一見同じに見えるけど本質は違うと。そ
の違いに気づけたらいいけど、気づかなかったら？　と考えると、やっぱ
り記述をどう読み解くかが、とても大事なことになるよね。ただ、それっ
てつまり、表面的な記述の読解だけでは難しそうな。

シン　今の僕から言えることは、KOJIさんの言葉を借りれば、記述を平等に扱
う。記述を解体する。行為を解体する。もちろん疾患の特徴を踏まえ、個
人の歴史性・志向性を絡めて考える…このくらいでしょうか。でもこれは
言うのは簡単ですが、実際患者さんと対峙すると難しいこともある。なの
で、もっと先にやるべきことがあるとすれば、基本に立ち返ることかもし
れません。基本は、患者さんの記述、つまり意識内容をまず取り出すとい
うことに躍起になるのではなく、治療理論に沿った訓練をまずおこなうこ
と。当然、その訓練は患者さんの外部観察、つまり従来の客観的な評価に
基づいておこなう。後は経験を積みながら、少しずつ記述を得るためにど

うしたらいいかや、どのように解釈すればいいかを考えていけばいいのか
もしれないと。記述を読み解くという作業、つまり内部観察と外部観察は
どちらかが優位にたっているわけではなくって車で言えばその両輪ですか
ら。

KOJI　訓練と記述、同時に並行して観察するということだね。もう少し記述にこ
だわりたいのだけど、記述を解体するというのは、いろんなとらえ方があ
ると思うけど、細分化しながら、言葉としてきれいに見えている記述では
ない、見えない部分を探るという場面もあるよね。その見える、見えない
をどのように解体するのか、どんな感じのイメージですか。

シン　そうですね。たとえば患者さんの一人称記述が得られたとしますね。当然
記述と病理との相関関係、つまり記述された内容を分析することが重要で
すし、それは治療をするセラピストにとっては当然のことです。でも、最
近はいろいろな方々から触発されて、こう思っています。記述の一歩手前
までのプロセスの分析が臨床家にとって、もっと大事なのではないか。そ
の人はなぜそうした記述を「選んだのか?」という形での患者さんの能力
を問題にすることが臨床だと。これがその人の「ひととなり」ということ
ではないかと。本当の意味での「生きた言葉を知る」ということではない
かと思いますね。

KOJI　なぜその記述を選んだのか…それは、患者さんがそう思ったからだよね。
でも、患者さんも自覚していない、言葉に出てこない面があって、それを
探るということが重要、ということだよね。

シン　そうです。容易に語れる身体に関する内容がある一方で、自発的に出てこ
ない身体に関する内容があります。実はそのことのほうが、出てきた内容
よりも深刻な病理があることもあるんです。このような発想も、セラピス
トはもっていなければいけないと思います。

KOJI　より深刻な病理があることに関して、何か、わかりやすい例って、ありま
す?

シン　たとえば、ある片麻痺の患者さんの歩行についてですが。麻痺した足を引
きずるような歩容に現象としては見える。本人に自分の麻痺した足のこと
を尋ねると、足首や足先のことはよく記述として出てくる。でも実は股関
節の機能にもっと問題があるんだけど、そこにはまったく意識が向いてい

206

ない。そこで、非麻痺側の股関節の動きを感じてもらい、その後、じゃあ、麻痺している方の足はどうですか？という方向で問いかけながら訓練していくと、まったく感じられないという事態に患者さん自身が驚くという。そして、訓練直後の歩容はガラリと変わる。

KOJI 患者さんが驚くという、自覚できていない点への探り、気づき、患者さんの記述通りそのまま受け取るのではなくて、記述に表れない部分の、見えない断裂というか、どこに注目するのかという目線ですよね。

言葉の向こう側を見る「隙間」を探すということ

シン そうだと思います。ところで、今KOJIさんがいった「断裂」の意味をリハビリに変換してみたいのですが…

KOJI 今、僕はたまたま断裂って言いましたけど、断裂、脱線、不自然、見えない異界への入口みたいな。変質、歪み、詩の淵、いろんな表現ができるけど、どれも素通りしてはいけない、そこから何か見えてくるかも、という意味合いを込めて、些末に見えることも含めて、リハビリでの現象の一つひとつを注視するということになるね。そのうえで、とりあえず断裂で言うならば、言葉の隙間というか、たとえば吃音の、音と音、言葉と言葉の隙間みたいなものも断裂だし、実際に人と人が会話するときに、言葉と言葉の隙間はあるし、見えない、言葉で表現されていないものも断裂って言える。行間でもいいけど、そういうものを全部断裂という言葉に込めている感じ。たとえば、雪山…表面は雪だけど、その下に断裂があって、雪で隠れているとしたら。その断裂をどうやって見つけていくかがセラピストの仕事なんじゃないかと。

シン なるほど。僕自身の過去の吃音の例で言うと、「あの、あの、あの…」「だ、だ、だ、だから…」ってなっているときの状態、これは意識の表層の世界、つまり言葉の世界として単に表面化しているってだけではなく、「あの、あの」という音として聞こえている間にも、隙間があって、この隙間には僕の感情や思考があって、その隙間は断裂と言えて、この断裂は意識の深層への入り口とも言えると。もう一つの例が、雪山ね。言葉で見える世界は雪山の地面が雪で覆われている表層。でも表層の下には、断裂という穴

が隠れている。セラピストがいかにその穴の存在、断裂を探し出し、意識の深層へとたどりつけるかという話…非常にわかりやすい喩えです。

KOJI　雪山の断裂ってクレバスだっけ？　見えるクレバスもあるけど、見えなくて隠れているクレバスもあるよね…吃音の場合は、発声が途切れやすい。じゃあ、流暢にしゃべる人の場合は？　実は流暢にもいっぱい断裂がある、という発想をもった方がいいのではないか。きれいに話すほどに、なんか違うものを読み取っていく必要があるんじゃないかと思ったりしますね。

シン　ああ…すごく、今の話は僕のなかでも腑に落ちましたよ。KOJIさんが使う言葉とセラピストが使う言葉が今のような説明によって繋がったという感じです。僕がなぜ腑に落ちるようになったか、それは言語哲学者の井筒俊彦先生が提示した意識の多層構造モデルに出会ったからかもしれません。

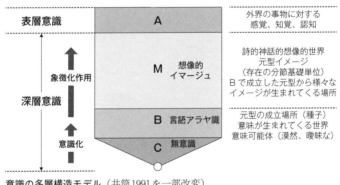

意識の多層構造モデル（井筒1991を一部改変）

このモデルを一緒に見てくれますか。これで言うとKOJIさんの言葉で言う「断裂」は意識の表層としてのA領域と深層意識の最上部であるM領域の境界に相当するんです。それからM領域としての想像的イマージュ領域の下層にはB領域があって、意味が生まれてくる世界として言語アラヤ識というものが想定されているんです。このようにみていくと、今までの意識構造は表層と深層の2つでみていくか、医学的なモデルとしての覚醒、アウェアネス、自己意識という3段階のモデルで考えていたのですが、井筒さんのモデルの方が、幅があって僕には非常にしっくりきたんで

す。なぜしっくりきたかというと、言葉がどのような状態から生まれ、そして形づくられ意識の表層として出てくるかが薄っすらと見えるような気がしたからです。模索していたんです。今でも正直、言語と意識の関係性をわかったとはぜんぜん言えない。でもリハビリテーションの治療道具としての言語を理解する手がかりを得た感じはあったんです。このことは治療を考えていく場合に、非常に重要なことなんです。人間が言葉を使う生き物である以上、このあたりはセラピストとしては乗り越えていきたいと。

KOJI 深層心理に関してはさまざまな考えがあると思う。答えはないと僕は思っていて、だから、いろいろ想像するのは楽しいのだけど、これだと思って固定しそうになると、僕はするりと抜けたくなるから、できるだけモデルをイメージしないです。でも、モデルがあったほうが、セラピストの仕事の助けになることも多々あるのだろうなとは想像します。あと、断裂はAの表層とMのイマージュの境界だけでなく、一気にCの無意識へと貫く場合もあると思うし、断裂の姿は多様に想像できる。3つの深層には至らず、いつまで経ってもAの表層面を小刻みに切り裂いているだけ、ということも。

シン なるほど。KOJIさんはいつも興味深いことを言う。そう言われると、つい、じゃあ、もう少し詳しく教えてくださいと言いたくなりますね。でもこのあたりを深堀りしすぎると、どこまでもいきそうなので、このぐらいに。またの機会にとっておきましょう。それまでに、意識の多層構造モデルに関してKOJIさんと議論を深められるよう準備しておきますね。

自分の思考を疑うのにはやっぱり気力が必要

KOJI そうだね、どこまでも行って帰って来られなくなるかも。(笑) …まあ、自分の思考を疑う。そこから始まる。そう、常々思っているので、迷路に入ることも。でも、そうすることで、見えないものが見えてくることもあるかなと。なので、重度発達障害編では冒頭で自分の書いた詩を詩だと信じないというところから始めています。

シン 今のKOJIさんの言葉を、少し変えてみて…自分の思った、浮かんだ、抽出した意識内容を、すぐ病理に結びつく意識内容だと信じないようにする

　　　　ところから始めています、と言えるかもしれないですね。

KOJI　よく詩人たちは、理解できる詩のフレーズに出会うと、まだまだだな、甘いな、と自戒して、抵抗するんです。それで、一つの詩の半分わからないと、わからないからダメとはならず、理解への抵抗を理解して、わからないにもかかわらずそこから沁み出す何かがあると、その何かに焦点を合わせる。どうしてそこなのか、わからないこともよくあって、だけど、そこにあるかもしれない何かに揺さぶられる。そこに何があるのか、何もないことをにじませているのか、何かは同じではないし…

シン　それを、セラピストと意識内容で考えてみると、優れた、あるいは諦めないセラピストは、理解できる意識内容のフレーズに出会うと、まだまだだな、甘いな、と自戒して、抵抗するんです。多くの妥協する安易に納得してしまうセラピストは、理解できる意識内容のフレーズに出会うと、まだまだだな、甘いな、と自戒して抵抗することはなく、安心してしまうんです。

KOJI　安心のオチがいいね、（笑）…ところで、意識内容っていう言葉、よく登場するけど、意識とは違うよね。文字通り、意識の内容？

シン　そうですね。臨床での対話のなかで患者さんから得られた、患者さん自身が自分の経験していることについて言葉にした内容、という意味で使っています。さっきの話の言い方で言い直せば、それは「意識したことを言葉にしたという単純な話ではなくて、セラピストとの対話のなかで出てきた言葉をトリガーにして患者さんが意識している、ないしは、意識しようとしているその内容」という意味ですね。「意識」と「内容」の間にあるのは「と」という一文字ですけど、意味としてはそんなものがあって省略されているということでしょう。

KOJI　そんなふうに言葉の繋ぎに言葉としては表面的に、つまり表示されないところがあるというのは面白いね。今尋ねたのは、類似しているように見える言葉が微妙にズレていたり、ぜんぜん違ったりすることもあるから、ちょっと気になったからだけど。たとえば豚足編では、書きながら、ウィトゲンシュタインの『色彩について』という文章を読んでいました。これは、亡くなる直前まで書かれていた草稿『確実性の問題』と並行して書かれていたもので、350の短い断片群です。色彩について延々、微妙にズレ

たり、ズレがズレを誘発して多層化していくんです。昔から彼の本を読むと、思考が完全にズレます。思考する領域と、思考しない領域に分かれているんだけど、思考していると同時に思考しない領域も浮かび上がるけど説明しないからその省略の仕方が好きで、好きだと安心していると、まったく違ったズレた場所にもっていかれるみたいな、もの凄く不安定な気分にさせられます。

さっき武満さんの言葉で「ずれ」という話が出たけど、彼の「ずれ」と僕がウィトゲンシュタインを読んでいて感じさせられるこの「ズレ」とは、似ているところとそうでないところがあるんだろうね。この「ズレ」というのは理解できそうな論理が突然ズレて、理解できなくなる居心地の悪さ。武満さんの書いている吃音の「ずれ」というのは、理解できないというより感情のずれや言いたいことがちゃんと言えない、遅延する居心地の悪さなんでしょうね。ただこの「ズレ」と「ずれ」とは完全に違う別物かと言えば関わっているところもあるように思う。詩作という観点からみれば、経路は違うかもしれないけれどもそれは人に居心地の悪さ、不安定な気持にさせるという意味で詩の可能性を感じる。

シン　可能性？　それって感情的には一概に良いものではないものですけど…言葉がもっている作用の産物としてのそうした気持ちや感情の変化ということですよね。

KOJI　そう。だからそれは僕のウィトゲンシュタイン体験ということですけど、彼の書いたものに意識的に仕込まれている「ズレ」というものが、書かれた言葉やその根拠になっている思考を疑えと強く主張してくるわけです。これは僕にとってみれば「自分の書いているものを信じない」「自分の書いている詩を信じない」ということに繋がる責め苦のようなものだということです。そこには何かあらがえないようなものがあるのかもしれないけれども深入りするのは生理的に止めておこうと思ったんですね。思考のレベルをそこまで深入りさせては書けなくなる気がして悩むというか。自分の目線の解体がどんどん激しくなっていくような。でも、思考を疑うというその目線は必要で、そのエッセンスを感じとりたいために横に置いて書いていました。

シン　なるほど。臨床でも似たところありますね。陥りやすい罠のような…自分

の思考が自然に緩んだり、違う方向へ流れていくようなことを避けるために、書き留めたメモや印となるものを患者さんと対峙しているすぐそばに置くようなことはあったので。

KOJI　思考がズレないようにだね。もっとも、僕の場合はズレる本を横に置くというアイロニー、いやパラドックスになるけどね。（笑）

シン　面白いですね。置くものが真逆っぽくて。（笑）どちらも意味としては、自分の思考の振れ幅、自由度があることは保障しつつ、でも羅針盤のようなものは念のために備えておくみたいな。あの、僕もちょっと気になったので、KOJIさんの使っている言葉について教えてください。思考が「ズレる」という表現の意味についてなんですけど…

KOJI　思考って、論理的に物事を理解しようとしていく、それを思考って呼ぶというか、なのに読んでいるときに脱線させられるんです。自分がイメージして、理解しているつもりの道筋が…肩透かしを食らう、放り投げられる感じかな。ずっと論理的に書かれていて、わかる、わかるって、身を任せていたら急に違う視点が入ってきて混乱するとか。たった一言でも違うものが入ってくると崩れていく。ちょっとのズレが、重なっていって、気持ち悪い。不安定な気持ちになるんです。だけど、そのズレによって、当たり前って思っていたのが壊れて、そこから新しい発見につながるということがある。つまりいったんは構成されていた思考、それは言葉なんだけれどその言葉とその前後の言葉との間が綻びてそのつなぎ目からその向こうが見える……みたいなね。

シン　そこまで話してくれると、少しわかってきた。…哲学者と哲学者が書いている書物を読んでいる読み手を患者さんとセラピストの関係に置き換えてみます。患者さんと対峙し、言葉でやりとりする。そうすると、どうしてその患者さんは、このような意識内容の記述をするんだろう…とわからなかったことが、少しずつわかり始める。それは思考の道筋が見えるようになってくるからかなと。このやりとりと似たことを臨床ではやっているのかなと。さっきちょっと臨床の実例を出しましたけど、たとえば脳卒中による片麻痺の患者さんと小脳疾患の患者さんであれば、それぞれの基本的な病態があるから、それに沿うようにそれぞれの訓練も進んでいく方向性、手続きあるんです。だけど、さらにやりとりしていくなかで、患者さ

んから、えって？？と肩透かしを食らうということはあります。つまり今までの論理的に考えていたこととは違うっていう感じに。どう言えばいいかなあ…ある仮説を立て、訓練はその仮説の妥当性を確かめるという側面をもちつつ進んでいくんだけど、これまでの仮説では太刀打ちいかなくなるという感じに近いでしょうかね。こちら側で読み違えていたということではなくって、さらにもっと深いところまで入っていかないと、治療効果として出ない、たどりついていなかったというか…こちらが思考していたやり方ではついていけてないことがわかってきたと…

KOJI　それが、自分の想像からズレるということだよね。そのズレのなかに入っていくことで、詩が生まれるみたいな感覚ある…セラピストは患者さんのなかに入っていかないと見えないこともある。詩の場合、どんどんズレのなかに入っていくと、不思議な高揚感あるんだけど、行き過ぎると精神的に壊れそうなリスクを感じるときもある。実際、精神を病む詩人、少なくない。僕は自分を放置すると、自然にディストピアに入ってしまう。なので、明るい本質とか言いながら、バランスをとっているんだと思う。(笑)

シン　なるほど。KOJIさんの言う、たとえば思考のレベルの位置をどこにするか悩むという言葉もそういうことですね。

KOJI　そう。あまりにも行き過ぎると、自分にとってもしんどいということかな。病まない範囲で…

シン　自分の目線の解体が激しくなるって、これもそうかな。解体って言葉の意味については？

KOJI　素直に解釈して、バラバラの状態。縛りがなくなる。

シン　バラバラって、何を解体してバラバラになったの？

KOJI　物事をよく見る、考えるってことは解体してるんだろうな。たとえば、塊で提示されたものがあるとする。それをそのまま「はいそうですか」って受け取るんじゃなくて、それをバラバラにするクセがある。思考には。

シン　そのクセがあるのは。KOJIさんが、ですか、思考というものの特性ですか？

KOJI　さあ。(笑) たぶん、思考が…解体することでその仕組を調べるとか、仕組みを知るとか。これがおそらく思考の本質かなと。それを解体という言葉で表現してみたということかな。

213

シン 解体という言葉はリハでも使います。僕らの言う解体というのは、日常の
当たり前の行為を可能としているプロセスを逆に辿っていくことです。こ
の考えはイタリアのアルド・ピエローニ氏から教えていただいたことが元
になっています。解体していくと、行為は、複数かつ複雑な下位プロセス
から成立していることが明らかになってくるということです。そうするこ
とで、特にどこが中心的な病理か、問題があるのかが明らかになってく
る…です。

KOJI 仕組みを調べるということだね。自分の思考の仕組みも調べることになる
から、解体を自分の思考を疑うと言い換えてもいいんじゃないかな。で
も、解体したんだったら、解放も得たいけどね。解体が思考なら、解放も
思考で、前向きな、自由な流れでありたいね。

シン なるほど。解体も解放も思考…興味深いです。今話してくれてことを臨床
に近づけてみたいので例を2つほどあげてみたいのですがいいですか？
特に解体について。

KOJI どうぞ、どうぞ。

シン まず、僕の説明する言葉を聞いて想像してほしいんです。一緒に今から言
う行為を。目を閉じて。右片麻痺患者さんになったつもりで…いきます
よ。KOJIさんがフォークに刺してあるウィンナーを把持するという行為
で説明しますね。KOJIさんは、何をしなければいけないかは理解してい
る。でも、それをどのようにすればよいかがよくわからないという症状が
あります。状況設定は、重度発達障害編の彼女に対して提示したものと同
様としますね。左手はテーブルについていて、小指側の側面がテーブルに
接地していて、左手のひらの面は右を向いている感じです。できました
ね。では…僕がKOJIさんの左手の親指と人差し指付近のちょっと上に
フォークを提示します。このときKOJIさんに対して提示するフォークの
柄は垂直方向です。フォークの先は上に向いています。そうするとKOJI
さんはそれを把持するために、どのように腕を動かすでしょうね？…おそ
らく主に肘関節の運動をして、肩関節はほとんど動きません。今度は
KOJIさんの左手の指先よりちょっと右側あたりに水平にフォークの柄を
提示します。フォークの先は右手側です。すると今度はどうですか？…主
に肩関節の内転の運動、つまり肩の付け根を内側へ引き寄せるような動き

をして、肘関節はほとんど動きませんね。それにフォークという対象は柄の長さや太さは変化してないですよね。フォークという対象はもちろん同じです。さらに今度はフォークの柄を左手より前方10㎝あたりで直角に提示します。近くに柄の先端、遠くにフォークの先があります。今度はどうなるでしょう。今度は肘も肩もわずかですがそれぞれが運動することになります。目をあけていいですよ、KOJIさん。このように、一見フォークを把持するという行為は単純なものに見えますが、空間的に柄がどの向きになっているかというによって、把持するまでの肩と肘の関節運動は、相関的な関係性にあることがわかります。このような仕組みの理解には思考が使われていると言えます。そして、今とりあげたのは、柄の向きという空間的要素というたったひとつの変数ですが、患者さんにとって必ずしも容易なことではないんです。だから行為を解体するということは、どこに問題があり、それをどうやって学ぶかという戦略には欠かせない思考ということができるわけです。注意しなければいけないのは、どこまでも解体すればいいということではなくて、介入可能性のある最小単位は想定していく必要はもちろんあるわけですけど。今言ったのは、患者さんの身体における関節の運動覚という感覚器官を介したものですが、当然対象を把持するために見るという行為も同時におきているので、同様に解体して考えていく必要性はあります。次の、把持してから口に運ぶまでももちろん同様です。特に把持してから、口へ運ぶときのフォークの見えは、口に近づけば、大きく見えます。食べた後、テーブルまでフォークを下ろせば口のときより小さく見えます。でもフォークそのもの見えの変化があったとしても実際のフォークに大きさが変化したわけではないですね。さらに大きく見えるとき、肘は曲がっていく。小さく見えていくときは肘が伸びていくという関係性の理解にも思考が使われている。いずれにしても、リハで言うところの行為の解体というのは、自分の身体を中心として、対象との相関関係をつくっているプロセスのことではないでしょうか。KOJIさんがさっき言ったように、解体と思考とは同じといったことに繋がってきました。解体はある行為が成立する道筋を逆に辿っていく。これは思考をつかって。そしてもうひとつ大事なのが、思考するための道具として言語を使っているということです。もちろん、患者さんの思考の道筋を辿ると

いっても、今回の重度発達障害編のような子どもたちに対してはそれはなかなかできない。だから、僕らがその反応の意味を何度も何度も考えていくしかない。行動観察を介して一歩ずつ。でもさっき実例で話しましたように、AさんやBさんとの対話で明らかになったように、言葉を介して、患者さんの思考の道筋を辿ることはできる。そして解放へ向かわせることはできる。どうでしょう。

KOJI　フォークの把持に関する解体、素晴らしい。身体のいろんな部位の繊細な動きは表面的には微細な、地味な動きと言えるかもだけど、それらの動きが連鎖する総体はもの凄く躍動的で、華麗な印象に変わった。一つひとつの動きに絶妙な、実に合理的な、無駄のない、そのように動きたいときはその動きになる、そこに集約されるということが、細かな解体によって、わかりやすく印象に刻まれたからだね。フォークを手にして、動かして、その動きに特別な感情はなかった。言葉にもしない。フォークと手に対して、感情も言葉も僕の身体にはなかった。それが、動きの解体を通して感情も言葉も沸き上がるという、僕にとってはこれこそが、躍動を得た時点で解放になる。無駄のない、つまりウソのない詩や小説の描写に出会ったときに感じる躍動と一致しています。

やはり言葉、声、身体という三位一体が理想だということ

KOJI　三位一体が機能するときって、要するに、重度発達障害編の彼女でも豚足編の男性でも、うまくいったときは三位一体が実現しているということだよね。

シン　言葉、声、身体の3つがある関係性に到達したとき、三位一体となる。つまり回復するということへつながるということですね。この対談前に、このことはKOJIさんとやりとりしたことがあって、印象に残っています。確かこう言ってましたね。

…内声と声（発声）があって、どちらも身体がないと出てこないから、声と身体を分離して考えるのがむずかしいと思っています。それに比べて、言葉というのは、完全に分離している。いちばんわかりやすいのは、書き言葉。ここに書いて

ある言葉は身体をもっていないから非身体。だけど、それを人が目にして、読んだらその瞬間から声を通すことになる。声に出したら発声、心のなかで読めば内声。その違いがあるだけで、目にして、読んだら、その瞬間からは声を通して身体となる。声と身体に違いがあるとすれば、それは動き。声をどう発するか、大きな声、ささやく声、そこに身体の手足や顔の動きが加わる。

　まずは、このとらえ方に基づいて話したいと思います。リハビリテーションを実践するには、理論が必要です。治したい気持ちだけで、患者さんが望む回復が成し遂げられるようなことはないですから。それから、治療をする際に患者さんに対して、どうして、このような訓練をするか説明することを求められます。このような状況のとき、あるセラピストは治したい熱意はあるものの、治療理論に関して理解度が低いまま、リハの理論についての本、成書に書いてある通りの言葉で患者さんに説明します。そして訓練をおこなう。このような状況のときは、治療効果は出ないか、低いことが多いです。一方、治したい熱意に加えて治療理論をしっかり理解し、患者さんに対して成書の内容を自分の言葉に翻訳したり、患者さんの身体の状態に合わせて、あるいは患者さんの、物事に対してどのような思考をする傾向があるかという特徴、キャラクターに合わせて、具体的に説明することができるとします。そして訓練をおこなう。このような状況のときは、治療効果が出ることが多いと思います。ここでおきる決定的な差はなんでしょうね。ひとつの肝は、自分の言葉で語ったかどうかが決め手ではないかと思うわけです。自分の言葉ではない言葉とは、仮に成書で書いてある用語をそのまま患者さんに説明すること。これでは、多くの患者さんにとってはわからない。でも患者さんは、とりあえず頷く。納得していない、腑に落ちていないけど。
　一方、自分の言葉を使えるセラピストとは、自身が理論をある程度理解し、自分が今からしようとする訓練の目的を説明するときに、それぞれの患者さんに合わせた響く言葉（通じる言葉）になるのです。このとき、その言葉には自信をもった声、そしてこれで回復可能性のある訓練ができますよ！という感情を乗せた声が身体を介してセラピストから滲み出ている。誤解のないように付け加えると、自分の言葉とは、セラピスト自身だけで

はなく、さっき話したように患者さんそれぞれが物事に対してどのような思考をする傾向があるかという特徴やキャラクターをよく知ったうえで使う言葉という意味です。例を挙げますね。患者さんに合わせてというのは、あえて論理的に話す場合やメタファーを使ったり、セラピストの声としても抑揚、トーンあるいは、大きめの声か耳元でささやくか、あえて間を大きくするか、といったことです。いずれにしても、患者さんは身体を介して感じとっていることが多い。だから納得に繋がると思うんです。自分の言葉を使うセラピストは、訓練中に患者さんへの身体の触れ方、動かし方、声がけのどれひとつをとっても、自身が狙っているそのポイントが明確なので、セラピスト自身の意識を患者さんの身体のどこに意識を向ければいいのか、もっと言えば、その身体を介して、患者さん自身の意識の先がどこへ向かっているかは、繊細に感じとることができる。そうなれば、おのずと患者さんからの声にも傾聴することが自然にできるので、重要かもしれない意識内容を聞き逃すことも少ない。さらに言えば、そこで患者さんによって語られないその人の意識内容を見逃すことも少ないと思うんです。そのすべてを言葉としてとらえられないとしてもね。あるいは別の訓練場面で、たとえば麻痺側の腕について感じてほしいけど、患者さん自身が戸惑っている、沈黙しているときがあった場合、適宜「今、もしかしたら、こんなふうに感じているんじゃありませんか？」と問いかけてみる。そうすると患者さん自身が「どうしてわかるの？　そうなんです。それが言いたかったんです」というやりとりが生まれたりすることもあるわけです。すると患者さんとの間で使える言葉が発見できることがある。あるいは、適宜「今感じていることを頭のなかで想い浮かべることできますか？」と問いかけ、できませんと言われた場合であっても、「じゃあ、こうしてみたら、今度はどうでしょう？」というふうに、最近接領域を調整する、つまり難易度を変えることができるわけです。この難易度の調整ということで言えば、これには訓練状況の設定を少し下げる場合と患者さんの意識の向けやすいところへいったん戻る場合、大きく2つあると思っています。そうすると患者さんは、少し感じられるようになったり、意識の先をどこへ向ければいいかがわかってきたりする。このような行きつ戻りつをしていくと、今度はギリギリを攻めつつも、意識内容を探るように仕

向けていくこともできたりします。そのなかで患者さんからも意識内容として
しての記述を通してひとつの解が出てくる。そしてどんどん意識の深いと
ころへ入っていけるようになったりするわけです。また、患者さんの出し
た解が求めていたことに合致しない場合だって多々あります。そのときは
「どのようにしてその解にたどりつきましたか？　教えてください」と再
度尋ね、その思考に道筋に触れることができるとまた先へ進むことができ
たりもします。逆に、セラピストが的を射た言葉をかけられないことだっ
てある。このようなときは、限りなく患者さんの生きている世界へ降りて
いくような眼差しはもちながらも、「ちょっと待ってください。一緒に考
えましょう」と立ち止まったり、「もう一度訓練をやり直してみましょう」
といったりすることだってあると思います。見逃した何かを探すような意
識で。それでもわからないときだってありますが。一応、まとめると、言
葉、声、身体という三位一体になることが望む回復には必要であることに
間違いはないのでしょうね。でも三位一体という状態は、常に訓練中、お
きているということではないと思います。訓練と対話のなかというプロセ
ス全体のなかで、そこへ常に向かっていく。そういうなかでピタッと来る
瞬間だと思います。セラピストと患者さん自身が呼応するなかで…ただ、
自分としては、どれが言葉で、声で、身体で、と上手に分けられないで
す。どうでしょうか。

KOJI　答えの出ない難題ですから（笑）。言葉、声、身体は常に連動しているし、
密に繋がっているし、セラピストと患者さんがピタッと呼応すれば、三位
一体に近い、なんらかの成果を感じるということになるのでしょうし、
今、聞いていて、何よりもいいなあと思ったのは、セラピストと患者さ
ん、利用者さんの、実際の臨床の現場での、細々とした接し方ですね。
日々さまざまな接し方があるとわかるし、百の場面があれば百の対話の
きっかけがいくらでも広がっていく。そうやって細々と呼応しながら、経
験を積みながら、常に「一つひとつ」に対しての、ウソのない臨場感をも
つことだね。それが伝わって来るし、それをやり続けるなかで、言葉、
声、身体へと自己確認するのがいいのではないかと。というか、そういう
ふうにして、セラピストと患者さん、利用者さんの言葉と言葉、声と声、
身体と身体を考えていくしかないのではないかと思う。あと、僕なりの方

法論としては、自分の感性に対して、自分なりの切り刻み方をすることかな。たとえば、豚足編を書いていて、最後のほうで「一つひとつ」という言葉にたどりつく感が自分ではあったんです。なんら新鮮味のなさそうな単純な言葉だけど、それは細分化して一つひとつの特性に関して、考えることで。この対談では、解体して、考える。また、断裂に入って行く。思考のズレから新しい発見、詩を感じとる。自分の感性や、詩に向かって行くときの姿勢を考えるときに、言葉がさまざまに変化していくというか、僕のなかではおおまかに言えば、僕が反復して使っている断裂、不自然、脱線、ズレ、解体、ほかにもいろいろあるけど、それらは全部、書くことの行き先をイメージするための感性の道具というか、いま目の前にあるのは断裂、違う局面に入ったら、いきなりスライドして脱線してズレていく。それを解体して、見つめなおして、出てきた言葉を声に出してみて、自分の身体に訴える。いい感じに響けばその言葉にウソはないと確認して、でも時間が経ったら、ぜんぜん色あせている場合もある。自分にとって自然な、ウソのない局面までたどりつけていないとなって、また、考える…というような。それで、自分の書いたものが、読者の身体に届いて響くなら、それは三位一体になっているというイメージかな。

「持続・習慣化」は臨床のなかの追いかけっこみたいなもの

KOJI　重度発達障害編で、彼女の快の経験に持続性がないかもという予測があるよね。1回うまくいってもそれが持続する、習慣になるというまでには、さまざまな壁がある。手強いし、脳の損傷の大きな壁で、大きな課題だよね。

シン　そうです。この持続、習慣化は、今回の本のテーマというより、むしろリハ業界全体の切実なテーマのひとつです。「効果の汎化」という言い方もされます。で、僕が思うに、この壁を乗り越えるためには、行為の反復は必須に思えます。じゃないと無意識的な行動としての習慣化にはなかなか至れないと思うから。反復の意味は頻度とも言えるかな。デイだけではなく、自宅、学校でもという経験を積むという。これは量的な壁と言えますね。もっと重要と思っているのは発達の最近接領域へ接近したなかでの行

為の反復。これは質的な壁と言えるかな。この質的な壁はさらに2つある
と思っています。ひとつは良い特性のいくつかのサインは、眼差しや振る
舞いとして出してくれているので、それを行為の反復の支援修正に組み込
んでいく。でも、意味づけする意識がないと、それはただ見ていただけに
過ぎなくて、あっさりこちらの意識の外へ流されると思います。2つ目
は、まだ見えていない世界の奥のほうにある特性をいくつ見つけられるか
にかかっていると思います。これは深層の断裂を探す意識に相当すると思
うんですよね。いずれの場合も、学習の手がかりはあると信じるけど何か
まだあると疑うという意識が習慣化を諦めない姿勢ということでしょうか
ね。現時点で言えるのはこのくらいです。

KOJI　量的、質的、いろんな要素が絡むだろうけど、意味づけする意識の質的な
　　　　取り組み、発達の最近接領域への質的な接近の仕方が重要で、そのうえ、
　　　　量的な経験反復は外せない。だけど、劇的に一気に回復して持続、習慣化
　　　　する場合も稀にあるでしょ。

シン　そうですね。豚足のＡさんが自宅でおこなった運動イメージの活用したと
　　　　きの変化。あれは劇的だと言えると思う。その日のうちに豚足は消滅し
　　　　て、消滅した状態の持続もしていたし。

KOJI　そうだね。Ａさん以外には経験としてある？

シン　他の例で言えばもう1例。左片麻痺患者さんで身体失認という症状があっ
　　　　て、麻痺した左の腕は自分の腕と認識しているけど、左の手だけが、自分
　　　　の手ではなく、お母さんの手といって譲らなかった方がそれにあたるか
　　　　な。詳細は『臨床のなかの物語る力』（佐藤公治・他、協同医書出版社、2020
　　　　年）の対談で話しているのでカットしますが、この方に関しても、1回の
　　　　セッションでガラリと左手についての意識が変わり、その日以降、誰が聞
　　　　いても、どこで聞いても、自分の手を自分の手と感じられるような持続は
　　　　ありましたね。とはいえ、Ａさんにしろ、今の患者さんにしろ、そこに至
　　　　るまでの伏線に相当する訓練は必要だったと思いますよ。

KOJI　今紹介してくれた患者さんで言えば、伏線の訓練と、質的な接近の仕方が
　　　　良かったということなんだろうけど、もう少し…

シン　さっきの患者さんであれば、語ってくれた意識内容を再吟味して、病態解
　　　　釈の修正を図ったんです。訓練の設定条件は同じでしたが、患者さんに対

する問いかけ方を病態解釈の修正に合わせて変えたんです。問いかけを変えたことによって患者さんの意識の深層へ響く言葉になったんだと思っています。

KOJI　なるほど。問いかけ一つで、劇的に変化するって、もちろん訓練の下地があってのことだろうけど、興味深いし、潜在的な能力を喚起する可能性を実感するね。

シン　そうですね。今の患者さんの場合は行き詰まった状況の後のことだから回復の停滞状況の直後ゆえに劇的に変化したと見えただけかもしれません。ただ僕は高次脳機能障害の症状から生み出された意識内容は、あることを契機に劇的に変わる可能性はあると思っています。それから、劇的に、回復が一気に出ないにしても、持続に関しては、片麻痺患者さんの麻痺の回復は当然ありますよ。

KOJI　というと…

シン　たとえば片麻痺の患者さんの多くは、明確になりたい自分像があることが多く、そこへ向かおうという意思、自覚があるので回復常態化への動機づけが成り立ちやすいと思っています。一方、重度発達障害編の彼女のような重度な発達障害の場合には、その自覚はとても難しいと感じています。

KOJI　でも、彼女もいくつか持続的な成果をあげてるよね。

シン　控えめに言うわけではなくて、事実として劇的には、ないですよ。確かに彼女の左手は食具を把持しようという意図は明確になり、その発動は、ほぼ100％の確率で見られるようになったから。その意味では持続ですが、ここに至るまでには半年以上の期間を要しています。

KOJI　それは地道な試みが劇的にじゃないけど、なんとか定着した形になってきたということなんだろうから喜ばしいし、でも、長期化することも多いだろうから難しいね。

シン　そうですね。一気に解決するか、長期化するか、あるいは長期化してもメドが立たないとか、どのように考えてみても手強くてなかなかこれについてしゃべるのはきついですね。

KOJI　きついけど、セラピストにとって、どんなときも頭上にある、臨床を覆う天蓋というか、どうやってそれをとっぱらうか、だよね。

シン　ですね。成果が伴わなければ諦めずに取り組むし、いろんな方法を模索す

ることになるだろうけど。さっきちょっと言いかけたことですが、彼女の快の持続ということで言えば、好きな人と好きな食べ物を左手で食べたら、褒められた、なんか嬉しかったということが大事な積み重ねの土台になるんです。このような経験は彼女のような重度な発達障害の行為の持続には前提条件みたいなものだと思います。

KOJI　その前提がうまく機能するかだよね。

シン　そこが問題で。手や指がうまく使える。なんか楽しい、楽しいからもっと上手くなりたいみたいな循環。これがきわめて難しいっていう予測です。僕のこの予測は、上手くなりたいという自覚の話ではなく、上手くいくとかいかないって、経験を比較する思考から出てくることだと思うんです。さらに言えば、上手くなるには、手や指をどのように使えばいいのかという思考する力についてなんです。

KOJI　じゃあ、どのように思考を育てられるかということになっていくね。

シン　そうなんです。その手がかりってあるのかなって。ひとつあるとすれば、彼女は最近、僕や他の作業療法士の手を握りしめる場面があるんです。そのときあえて、握っているところから少し逃げるように僕らの手を動かすと、彼女の手が探索するように、追いかけてくるときがあるんです。こちらの手の形に添わせながら…このとき、右手は軽く指しゃぶりをしているんですよ。ということは指をしゃぶるという行為は背景化されて、左手の探索行為が前景化しているってことですよね。彼女の意識の志向性は対象としての僕らの手に…彼女の意思として。

KOJI　つまり、そうした彼女の左手の探索行為は、彼女の知りたいという欲求なんだ。この能動性を生かして思考を育てることができるのではないかってことだね。

シン　そうなんですよ。手の触覚を再度クローズアップすることで、壁を乗り越えられるのではないかと…どうでしょう。

KOJI　いいね。これからが楽しみな試みですね。劇的ではなくても、少しずつでも、何かできるようになれば。というか、小さく見える変化も、凄いことだと思う。詩でもよくあるんです。ほとんどできているんだけど、何か足りない。でも、何が足りないのかぼんやりしていて、それが急に、ふと、一言浮かんで、それを詩に書きこむと、一気に完成した景色になることが

あります。それは劇的な変化と言えるかもしれない。それとは違って、自分では大した言葉だと思っていなくて、詩のなかの、あるひと言に注目して、そこから何かを感じたと言われると、言われて初めて、そういう景色になるのかと気づかされることもよくあります。自分が書いたのに、自分で自覚できない景色があるというのが面白いし、むしろ、自覚できていないほうが多いかもしれない。だから、小さな変化、景色を積み重ねながら、持続、習慣化へと気づいたらスライドしていたということだって、あり得るのではないか。と期待したいですね。

シン　なるほど…今の話はまさに臨床に通じる話ですよね。詩を読む読者がその詩を書いた詩人に新しい発見をさせる。つまり、詩が表現できるものは詩人とその読者という二人の人間を必要としている。…一人では気づきが生じにくく、自覚できていないことも多い。だとするなら、やっぱりセラピストの存在と言葉の意義が大きいことは確かだけど、持続と習慣化は、協同作業だと思う。彼女らに気づきを生んだり、何かが始まったりと変化の契機をつくるのはセラピストだし、言葉だし、その彼女の小さな変化を気づいて次の展開へと思考するのもセラピスト。だけど、同様に彼女も活動を能動的に取り組み、サインを一所懸命に送ってくれている。もっと言えば、このようなやりとりが継続できると、いつの日か自宅で過ごしているときに、自力で何かに気づく瞬間も現れる可能性は残されていると期待しています。Aさんがそうであったように。

KOJI　協同作業、詩もその意識から広がる面がありそうだね。何かまだ話していないことはあったかな…

シン　話していないことのほうが多いかな…

KOJI　わかった。永遠に考えましょう。

シン　それじゃあ、対話は終わらせないということで。

あとがき

菊谷浩至

わたしは散文詩調と散文調の、調の世界にいる。調は類似であって、ほんものではない。そこから調を外した世界を見たいと願っている。—豚足編の冒頭で、散文詩調と散文調に触れたのは、この基調が影響しています。

と書きながら、世界って、どこにあるん？

昔々「世界」という言葉は使わないようにしようと決めたことがあります。その制約は結構きつかったです。いまは人間がゆるくなったので、ときどき使います。上記でも使いました。でも、使うたびに、ちくりと痛みがあります。なぜなら、世界って、わけがわからないからです。わからないのに記してしまうことへの後ろめたさの痛みです。自分が見えている世界は限られているし、限られているのに、それがほんとうにあるのか、どこまでの領域を指すのか、自分でもわかりません。ましてや、見えていない世界は見えていないのだから、全然わかりません。なのに「世界」と書くと、なんらかの世界があるかのような気になります。

調の世界。曖昧模糊の集塊。

ほんものに属している。あるいは、類似の調に属している。どちらに属しているのかの判断を自分で、あるいは他者がするとして、多様であればあるほど、その判断の基準は不確定になっていく。

わたしは詩も散文も書く。既成ではない詩を、既成ではない散文を、という方向性をもっているので、これは詩なのか、散文なのか、とりあえず自分では判断しますが、根拠のない自信を抱えて疾走するしかないというのが本音です。

225

それがほんものなのか、類似なのか、わからないことのほうが多いです。たぶん、自分でもわかる場合、それは既成の域にあるからわかるだけで、目指す方向性からは失速している、きっと。

だから、わからないほうがいい。と思えたり。

経験のない経験へと突き進むわけですから、大変です。と同時に躍動が漲っています。創作に関しての苦悩は苦悩とは思っていないし、躍動のまにまにあることが自分の生命線で、なくてはならない伸縮自在の限界間際であって、一応、前向きなのですが、経験は個人個人違いますから、たとえば突然、脳の損傷を負った場合、その患者さんにとっては未知で、経験のない経験になる。混乱する。苦悩する。模索する。わからない。脳が傷付いたらどうなるかの予備知識があったとしても、身をもっての経験は初めてで、それを躍動と呼ぶのは苛酷かもしれない。でも、未知のすべてがほんものに属している。知識のような類似とは違う。また、同じような症状の、病名を与えられて括られる類似とも違うはずなのです。個人個人は個人個人であって、括られない。その個人個人の患者さんがどのような状態にあるのか。どのような経験に経験が積み重なった経験に支えられているのか。これらの疑問から派生する対話に対話を積み重ねた対話を終わらせないままに「あとがき」まで来てしまいました。なので、どのように終わるのか、悩みつつ書いているのですが、

患者さんが抱えるほんものと、その周辺にある類似。

と分けて考えていたら、患者さんの内部にも類似が入り込む。あなたの病名は・・・です。と告げられた患者さんは周囲からやって来た病名によって、自分を括ってしまうかもしれない。それによって見えてくることも大いにあるから類似もじゅうぶん役に立つし、役に立っているならそれは類似から「ほんもの」へと飛躍したのです。だとしても、括ることのできない余白にある、未知の「ほんもの」は未知だから自覚も他覚もできない。とすれば、その余白へと切り込んでいくための方法が必要です。

と成り行きのまま書いてみたら、詩と散文の創作の話をしていたのに、脳損傷の患者さんの話に移っていく。ほんものと類似を介して、経験、対話、余白へと繋がっていく。まだまだ余白の広がりを感じる。シンをここに呼んで、「それで、その患者さんはそのとき、どんな言葉を内に秘めていたのだと思う?」と問いかけたくなります。果てがありません。まるでエッシャーの版画のようです。地上の田園の部分部分が空へと移りながら白と黒の鳥の群れになって羽ばたく『昼と夜』、いくら上っても上りきることのできない、あるいはいくら下っても下りきることのできない階段『上昇と下降』、いくら高所から低所へと流れ落ちても高所へと戻る水路『滝』などの無限に続く躍動が、余白の深淵と重なります。

ふたたび、調の世界から。
調を類似と固定してしまうのをやめて、詩になる前の柔らかな状態、散文になる前の自然な状態ととらえると、可能性や躍動の域が広がる。それを余白と名付けてもいい。

本のタイトルに「余白」があることは最初から決まっていて、余白への積極的な試みがこの本の大いなるテーマであることは「まえがき」のカルテの余白に象徴されてもいます。

余白、果ての見えない広がり、それを基調とし、シンとの対話は2回目です。1回目は『臨床のなかの対話力』2019刊で。余白が広がって『臨床ノートの余白に』に至り、いまエッシャーの、鉛筆を持った左手が鉛筆を持った右手を描き、鉛筆を持った右手もまた鉛筆を持った左手を描くパラドックス『描く手』が浮かび、それがシンとわたしの手のような、対話する手のように感じます。

そうして、「重度発達障害編」「豚足編」「対話編」へと順々に進み、これも一つの経験となり、全体が『描く手』の対話であり、果てがないのは、なによりもここからまたあらたに言葉を投げかける立場にあるセラピスト、および詩人の、次なる経験へと繋がっていき、そこにも自問自答を含む対話があり、羽ばたく『昼と夜』、階段『上昇と下降』、水路『滝』などの無限との対話が折り重

なっていく。

無限というのも世界と似て、危険な言葉の一つです。無限、そう呟くだけで広がっていき、その広がりに陶酔してしまうような、もちろん無限は無限にある。それでも思考に無限を持ち込むと、広がりの曖昧さに侵食されて、無限に考えることから後退する気配が漂う。それでも果敢に有限のなかに無限を描いたと称されもするエッシャーにおいては、実に見事に不可能図形の無限を描き、無限と対話していたのだろうし、わたしは開きなおって余白の広がりを前にして、加えて「まえがき」にあった「対話をテーマにした臨床」に促されて、それは「臨床をテーマにした対話」をも含む、対話と臨床の円環構造であり、そこに向かうということはもう余白の深淵にどっぷり浸り包まれて、円環の無限との対話は避けられない。そう覚悟を決めて、全力でのめり込む。

ちなみに臨床という言葉は、医学に限定されない。現場と訳されたり、現場を重視する立場と解されたりする。詩作の現場を臨床と言うことも可能だと思うし、わたしはそのつもりで、この本に参加しています。

リハビリテーションにおけるセラピストと患者さんの臨床は、人と人との繋がりの上にあって、一対一の対面した関係で、対話の流動的な振幅もあって、詩の孤独な臨床とは違う。でも、詩もまた、印字や朗読によって、人と繋がっていく。

目指すは、無限からの、世界からの解放です。解放も要注意の陶酔を含む言葉だけど、危険な、曖昧な言葉は、熾烈な思索のなかでの、ときには鼓舞としての、潤滑としての、憩いの柔軟さを携えて、ゆるく、そうして次へと満ちていくための、活力になる。そのためだけに必要と宣言しつつも、さまざまな障壁から解放！されたいから、無限、世界、解放、そのような広大な言葉を使わなくてもいい、日々の訓練と対話によって確かな成果のある、日常に無理のない、ゆるやかな時間があれば、またそこから始まる。

追記

「対話編」のシンとKOJIの表記について。わたしは昔から彼をシンと呼び、シンの説明では「KOJIさんという表記は、初めて出会った時と場所が強くイメージ化されているんだと思います。他の表記がまったく湧きません（笑）」とのことです。まことに個人的なことですが、個人と個人の積み重なった経験の一端が表記になって刻まれる。呼び名の表記、言葉、声、身体に浸透した歳月は剥がさないで大切にします。

著者プロフィール

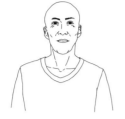

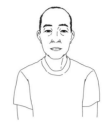

本田慎一郎（ほんだ　しんいちろう）
1971年　北海道生まれ
2000年　日本福祉リハビリテーション学院
　　　　卒業（作業療法士）
水口病院、甲西リハビリテーション病院、摂南総合病院、ヴォーリズ記念病院、守山市民病院を経て、現在、（有）青い鳥コミュニティーに勤務、訪問介護領域および発達障害領域のリハビリテーションに従事。

菊谷浩至（きくたに　こうじ）
1961年　大阪府生まれ
1985年　関西学院大学法学部卒業
広告代理店、塾講師、PANKEN（パン軒）代表を経て、現在、個人投資家、詩人。

臨床ノートの余白に　発達支援と高次脳リハビリテーション

2021年9月10日　初版第1刷発行
定価はカバーに表示

著　者　本田慎一郎・菊谷浩至©
発行者　中村三夫
印　刷　横山印刷株式会社
製　本　永瀬製本所
ＤＴＰ　Kyodoisho DTP Station
発行所　株式会社 協同医書出版社
　　　　〒113-0033　東京都文京区本郷3-21-10
　　　　電話03-3818-2361　ファックス03-3818-2368
　　　　郵便振替00160-1-148631
　　　　http://www.kyodo-isho.co.jp/　E-mail：kyodo-ed@fd5.so-net.ne.jp
　　　　ISBN978-4-7639-1091-2